一流的睡眠

[日] 裴英洙 著
尹晓静 译

再忙也有好状态的32个高效睡眠法

人民邮电出版社
北京

图书在版编目（ＣＩＰ）数据

一流的睡眠：再忙也有好状态的32个高效睡眠法 /
（日）裴英洙著；尹晓静译. — 北京：人民邮电出版社，
2020.1（2024.5重印）
ISBN 978-7-115-52026-5

Ⅰ．①一… Ⅱ．①裴… ②尹… Ⅲ．①睡眠－基本知
识 Ⅳ．①R338.63

中国版本图书馆CIP数据核字(2019)第198662号

版权声明

内 容 提 要

现代职场人士容易积累压力，比起"让身体休息"，更重要的是"让大脑休息"。睡眠是缓解身心疲劳的最佳方法，然而睡眠时间没有标准答案，只有最适合自己的。本书介绍了在忙碌的工作及生活中，仍可以快速熟睡并消除疲劳，从而提高工作表现的 32 个"高效睡眠法"，帮你找到最适合自己的睡眠时间及方式，让你睡饱、睡好，保持理想状态。

◆ 著 [日] 裴英洙
　　译 尹晓静
　　责任编辑 朱伊哲
　　责任印制 周昇亮

◆ 人民邮电出版社出版发行　　北京市丰台区成寿寺路 11 号
　　邮编 100164　　电子邮件 315@ptpress.com.cn
　　网址 https://www.ptpress.com.cn
　　涿州市般润文化传播有限公司印刷

◆ 开本：880×1230　1/32
　　印张：6.25　　　　　　　2020 年 1 月第 1 版
　　字数：99 千字　　　　　2024 年 5 月河北第 8 次印刷
　　著作权合同登记号　图字：01-2018-7992 号

定价：49.80 元

读者服务热线：(010)81055296　印装质量热线：(010)81055316
反盗版热线：(010)81055315
广告经营许可证：京东市监广登字 20170147 号

[前言] 睡眠才是最强大的"工作技巧"

　　每天睡够 8 小时，彻底消除疲劳；早上只要 5 秒钟就能立即清醒；白天不犯困，精力十足工作到夜晚；回家后洗完澡倒床就睡，一觉睡到天亮；从不疲倦也从不失眠，一直保持着高水准的工作状态……

　　对于上班族来说，这样的日子恐怕是终极理想状态吧。

　　然而，实际上能有多少人过着这样令人艳羡的生活呢？

　　作为医生，我经常问前来就诊的上班族："你睡得好吗？"而大多数人的回答是："睡眠不足导致疲劳无法消除，第二天早上爬不起来""白天总是犯困，无法专心工作""躺在床上迟迟不能入睡""睡再久都觉得睡不够"……

日本的上班族中，每三个人当中就有一人饱受睡眠问题的困扰。

市面上已经有很多图书和网站在力图解决睡眠问题：比如"最好睡够 8 小时""睡眠的黄金时间是 22 点至次日凌晨 2 点，这段时间睡觉对身体最好""良好规律的饮食习惯会带来高质量的睡眠""一整天的计划从确保睡眠时间开始"……正在阅读本书的你应该早就听过这些建议了吧？

不过，忙碌的上班族基本上无法按照这些建议生活。毕竟，在职场上打拼的人离这种理想状态下的"睡眠常识"实在是太远了。

比如说，第二天要在重要会议上发言做报告，头天晚上必须熬夜准备；去国外出差不得不面临时差问题；无法避免的会议和聚餐接二连三……这一系列必须应对的事情预示着接下来很长一段时间内都无法获得充足的睡眠。而且，越是想"今晚一定要好好睡觉"的日子越是容易出现工作上的紧急情况，不得不加班到深夜。

平常就已经够忙碌的了，更不用说业务出现状况的时候。这才是真正的职场——为了取得光鲜的工作成绩，上班族牺牲睡眠也是理所当然的选择。

此外，在智能手机和社群轰炸的今天，人们时时刻刻都离不开手机，甚至直到睡前还在用手机工作。在当今时代，工作越忙碌的人，睡眠时间自然越少，这可谓当今职场人的"宿命"。相信很多人都不惜把睡眠时间缩短到极限来处理堆积如山的工作。

但是，人类是需要睡眠的生物。长时间的睡眠不足会不断累积疲劳，势必会给工作带来恶性影响。这真的是让上班族进退两难呀。

即使工作繁忙，也可以解决"难以入眠"和"无法熟睡"的问题

正因如此，我才想通过本书为上班族介绍切实有效的睡眠方法。这是一种"主动型"方法，你无须改变现在的生活方式，也不必极端增减睡眠时间，并且能在兼顾效率和效果的同时获得充足睡眠，提高工作业绩。

哪个睡眠时间段最能消除疲劳？如何养成一躺床上就睡

着的习惯？午饭后怎么消除困意？如何将熬夜或时差造成的损耗降到最低？咖啡怎么喝最有效……这些问题和上班族的睡眠烦恼息息相关，并且有具体的解决方法，还能立即看到成效。

也许你会问为什么我要告诉大家这些方法。其实，我不仅是一个医生，而且还是企业经营者和咨询师，是一个"身兼三职"的上班族。一开始，我是一名外科医生，每天不分昼夜的手术和急诊让我根本没有睡觉的时间。后来我发觉为了拯救更多的病人，必须探究引起病症的根本要因和发病机制，于是我转入相关研究机构，以病理专业医生（专门诊断癌症的医生）的身份开始工作。站在医疗最前线工作 10 年后，我又对从根本上改革医疗机构的经营方法产生了兴趣，因此决定一边在医院工作，一边在庆应义塾大学研究所（庆应经营管理研究科）学习。在学习期间，我开办了医疗机构重建顾问公司，现在正着手于日本各地医院的重建工作。另一方面，我依然从事着临床诊疗工作，每天都会和患者接触。

手术不允许出现失误，为客户提供企业经营方针也不能掉以轻心，尤其是现在的商业环境并不轻松，必须竭尽全力才能提高业绩。一旦我工作表现不佳，随时都会让病人、公司和员工面临险境。也就是说，我必须随时保持"工作表现优异"的状态。

正因为我同时具有医生和企业经营者的双重身份，具备不同的视野和经验，我才更能体会睡眠有多么重要，以及让更多人实践"为职场人士量身定做的睡眠方法"是一件多么重要的事情。

在此分享一个我的失败经验。

在我作为外科医生开始创业没多久时，由于不眠不休的工作，我长期处于睡眠不足和极度疲劳的状态，而这差点造成了不可挽回的事故。当时，由于身兼数职，因此即使严重缺乏睡眠，我仍拼命坚持着，想要靠意志力撑过去。就在某一天，我在家中接到医院打来的紧急电话，说有一位患者的大动脉瘤疑似破裂，生命垂危，希望我赶紧过去。闻此，我立刻换好衣服出门打算驱车赶往医院。然而，就在我匆忙坐上私家车驾驶座的瞬间，一阵困意突然袭来，我不知不觉就睡着了。医院给我打了两三次手机，但我都因为睡得太熟而没有听见。后来，在睡意朦胧中我终于听到了手机铃声，刚一接通只听见急诊部部长对我大喊："喂！病人马上就不行了！"我这才好不容易清醒过来，急忙开车赶往医院。如果那时候没有被急诊部部长的电话叫醒，我肯定救不了那位病人。

那次的经历让我深刻认识到，自己的睡眠不足很可能会"危害人命"，而我绝不允许这种事情再次发生。从那之后，我开始重新审视自己的睡眠，并用自己的医学知识研究就诊患者和职场人士的睡眠倾向。经过反复分析、假设和验证之后，我终于找到了对现代职场人士来说效果立竿见影的"助眠策略"。现在的我已经消除了所有与睡眠相关的烦恼，更不会因睡眠不足造成工作表现不佳。

为了经常取得超乎一般的工作成果，你需要"助眠策略"

话说回来，在书店的社科类图书区域，本书应该会和其他冠名"一流"的书籍并排放在一起吧。那到底什么才是"一流的职场人士"呢？

图1所示是"一流"与"普通"工作表现的差异。"普通"的工作表现指：有时能进入正领域，但有时也会落到负领域。

与此相比，"一流"的工作表现虽然多多少少有起伏，但始终都保持在正领域中。

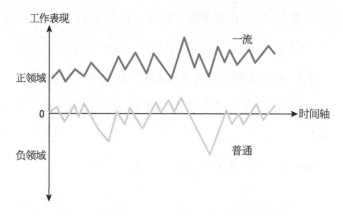

图 1 "一流"与"普通"工作表现的差异

也就是说，所谓的一流职场人士，就是"工作表现平均值高、工作状态起伏小"的人。即使处于相同的环境之中，和其他人相比，一流职场人士更能够淡定自若地不断取得压倒性的出色成果，就像职业棒球选手铃木一朗[1] 那样的人。

逻辑思考能力、规划能力、演讲能力、写作能力、王牌创业家的工作技巧……掌握这些诀窍确实能提高你的工作能

---

[1]创下多项纪录的日本著名职业棒球选手，备受尊敬，现效力于美国职业棒球大联盟迈阿密马林鱼队。

力。不过，能立即实践、效果立竿见影、助你最快成为一流职场人士的最强工作方法绝对是拥有好睡眠。

本书介绍的"助眠策略"有以下 3 个重点：

（1）目标不是"确保睡眠时间"，而是"获得熟睡习惯"。

（2）将一天的开始从"起床时"切换到"入睡时"。

（3）养成遇到紧急情况仍不影响工作表现的"对应方法"。

接下来，就让我来为大家介绍具体的方法吧！

裴英洙

为忙碌职场人士提供的"助眠策略"范例

20:00 和客户聚餐（摄取和酒同等分量的水或碳酸饮料）

22:00 结束，乘车回家（站立，有位置也不要坐）

23:00 到家，准备第二天的会议演讲内容

24:00 洗澡（短时间）（冲完澡后调暗家里的灯光）

01:00 准备睡觉

——————

06:30 喝运动饮料→洗个水温偏热的澡→吃早餐→排便，完全清醒

07:00 出发→抵达离家最近的车站（在上班路上和车上充分享受阳光）

08:30 上班→喝热咖啡

09:30 开会，读简报

12:00 吃午饭（避免大分量食物，不要加饭）

13:45 外出

14:00 ~ 14:20 在车上午睡（建议休息 20 分钟，能改善下午的工作表现）

14:45 ~ 15:30 和客户开会

16:00 在咖啡厅一边喝热咖啡一边给客户回信

16:30 回公司→一边嚼薄荷口味的口香糖，一边制作企划书

17:00 坐在位子上吃三明治、杏仁、芝士

——— 加班 ———

20:30 去便利店买酸奶、香蕉、蔬果汁，当作晚餐

22:30 提前一站下车走回家（累积疲劳度）

23:30 到家，进入自己的"入眠模式"

目 录

[3] **职场人士必备的"睡眠方法"**

第一章

职场人士必知的睡眠"新常识"

[4] **为何疲惫晚归仍难以入睡？**

[5] **睡眠没有标准答案，只有最适合你的**

第二章

从睡醒的那一瞬间开始实行"好眠策略"

第三章
═══

战胜下午 2~4 点的"睡魔时段"

第四章

====

前一天晚上养成的习惯,
能够帮助第二天获得最佳的工作表现

第五章

通过“睡眠自我分析”获得最佳睡眠

第六章

进一步提高睡眠品质的最新知识

序　章

一流的职场人士如何在工作忙碌的状态下入睡?

[1] 外科医生凭借"一流的睡眠"
撑过一天 4 场手术

外科医生绝对不允许"失败"

我原来是胸外科的外科医生，负责肺部和心脏等脏器的治疗，迄今为止已经经历过 500 多次外科手术。

外科医生工作强度大，一天之内负责好几台手术是很正常的事情。我自己一天之内最多曾主刀过 4 台手术。

每一位进手术室的患者的病情和症状都不一样。肺癌、纵隔胸腺瘤（胸部中央的脏器出现肿瘤）、气胸（肺部破洞，胸腔空气异常排出）、脓胸（胸部内有脓块）等，情况各不相同。

生病的原因和背景也因人而异。有些患者年纪大了，不知道能不能撑过手术；有些患者曾患有心肌梗死，心脏功能比一般人弱；有些患者同时患有严重气喘，呼吸功能较差……病人的情况可谓千差万别。

然而，手术不允许失败。外科医生必须始终保持最佳状态，并且不断处于与压力的战斗之中。

重症患者安排在早上手术的两大理由

这些患者的情况各不相同，医生必须悉心照顾每个人的情况，同时也要慎重安排手术的顺序。其中风险最高、难度最大的手术一定会安排在早上第一台。

从患者的角度来看，他们正在与时间赛跑，按紧急程度来看，必须优先安排。从医生的角度来看，早上是最容易拥有最佳状态的时段。

上午，人的体力还很充足，大脑还没有疲惫，容易分泌肾上腺素。虽然我敢说自己在晚上做的另外一台手术也绝对不会掉以轻心，但客观来说，早上做第一台手术时更容易让人保持最佳的身心状态。

比如说，肺癌手术一般需要花费 3 小时。如果把手术前的准备和麻醉时间算上的话，医生必须从早上 8 点站到下午 1 点左右。这段时间大脑必须全神贯注。如果大脑与身体没有保持在最佳状态，那么医生将无法顺利完成手术。

20 分钟的小憩决定患者的生死

虽然以下这种情况绝对不允许发生，但是前一天的疲劳累积下来后，手术前我会很容易感觉自己"无法以最佳状态做手术"。

这种时候，我会鼓起勇气向周围的同事请求"让我休息20 分钟"。比起手术做到一半时被困意袭击，还不如在手术开始前小憩片刻，这样才能恢复我的精力和体力。

为什么是休息 20 分钟呢？这是我在"对患者的病情带来的影响"与"自己能够恢复的体力可以提高手术成功率"之间经过谨慎权衡后得出的结果。

医生一旦表现不佳，很容易导致患者死亡。作为一名外科医生，我认为尽量调整自己的身体状态与手术技术同样重要。恩师曾经跟我说过，"最佳的身体状态才能带来最好的手术效果"。我在担任外科医生时对这句话深有体会。

完美的一天从前一天晚上开始

如果想要以最佳的状态进入手术室，前一天晚上的睡眠质量至关重要。我的目标是成为一名水平高超的医生，自然非常关心睡眠这件事。

不过我并没有什么特殊的睡眠方法，只是随时提醒自己"今天的手术从昨天晚上的睡眠开始"。也许你会觉得我这样说很敷衍，但是从我个人的经验来说，从这一点就可以大幅度区分开"一流"和"普通"的差距。

如果我对你说："请按照时间顺序写下平时的行动。"你会怎么做？

7:00 起床

7:30 吃早饭

8:00 出门上班

......

大部分人都会这么写吧？但是，这种写法只是普通职场人士的思考模式，一流的职场精英是这么写的：

23:00 睡觉

7:00 起床

7:30 吃早饭

8:00 出门上班

......

大部分人习惯把睡觉当作一天的"终点"，但是，前一天晚上的睡眠状况会对第二天的表现造成影响，为了第二天能有好的表现，应该把前一天的就寝时间当作"新的一天的起点"。

这个概念虽然非常简单，但是是本书提倡的睡眠方法的大前提，也是非常重要的思考方法。只有改变固有想法，从"今天累了一整天该睡觉了"变成"为了第二天保持最佳状态该睡了"的主动型睡眠模式，才能离职场精英更近一步。

比如，工作结束回到家后，相信很多人都会有一种"终于有时间干自己喜欢的事情了"的感觉。躺在床上看书也好，用手机看微博或浏览网页也好，这短短的 30 分钟可能是一天之中最放松的一段时间。

然而，如果每天都是这样度过的话，那么会在无形中缩减自己的睡眠时间。就算每天只花半小时，除去假期，一个月就要花费 10 小时。简单计算一下：如果戒掉每天睡前上网打发时间的 30 分钟，只需一个月就能多出一整天的工作时间。

如上所述，大部分人都没有把前一天的睡眠当作新的一天的开始。对于职场人士来说，他们时时刻刻都想获得更多的工作成果，拉开自己与竞争对手的差距。从这点来看，改善睡眠习惯真的是非常重要的手段。

⌈ 2 ⌋ 了解一流的 "高效睡眠法"

睡眠的重点不在于 "量" ，而在于 "质"

如上所述，如果有人问睡眠最重要的是 "量" 还是 "质" ，那么答案当然是 "质" 。高品质的睡眠，不仅是说晚上睡得甜甜，而且第二天醒来时也会神清气爽，从早晨开始就干劲十足。

然而，经常有患者问我 "晚上睡几小时比较好" 。我发现有太多的人认为 "睡眠 = 睡眠时间" 。

其实， "晚上睡几小时比较好" 这个问题没有固定的答案。我在回答患者这个问题时，我会告诉他们 "因人而异" 。比起常说的 8 小时睡眠，有的人睡 6 小时反而头脑会比较清醒、身体状态比较好，因此，对这个人来说，6 小时就是他的最佳睡眠时间。

有时候，被"最佳睡眠是 8 小时"的泛论束缚才是造成睡眠不佳的原因。

睡了 8 小时，还是觉得无法消除疲劳的原因

提高睡眠质量的方法之一，就是思考如何提高"睡眠效率"。所谓的"睡眠效率"，指的是实际睡着时间与上床后躺在被窝里的时间的比例。

医学上，我们在诊断睡眠障碍时，会使用"睡眠多项生理检查"这个方法，目的是正确测量睡眠效率。我们会记录患者一整晚的睡眠状态、呼吸状态、心电图、睡眠中的姿势、腿的动作等大约 10 个项目，借此诊断"睡眠呼吸暂停综合征""快速眼动期行为障碍"等与睡眠相关的症状或疾病。

不过，在日常生活中不可能对失眠效率检测得如此精细，也没必要达到这么精细的程度。只要使用一个计算公式，就能简单算出自己睡眠效率的大致情况。

比如，晚上 10 点上床，早上 6 点起床，那么躺在床上的时间大约是 8 小时。除去当夜醒来的时间和入睡前辗转难眠的时间，假设实际上的睡眠时间是 6 小时。

将这个数据放到计算公式中：实际睡眠时间 6 个小时 ÷ 躺在床上的 8 个小时 ×100%，得出睡眠效率为 75%。

大幅度提高工作效率的基准是什么？

没有人可以达到"睡眠效率100%"。如果真能像婴儿一样一躺下来就能睡着、一醒来就活力十足的话，那根本就没有必要看本书了吧。

一般认为，普通人的睡眠效率及格线是"85% 以上"，如图序 -1 所示。只要达到 85% 以上的睡眠效率，第二天一定能明显感觉自己的身体状况和工作表现都朝着好的方向改变。睡醒后神清气爽、食欲大开，内脏运行良好、排便顺畅。不仅如此，白天的专注力和记忆力都能获得提升，工作进度也会加快。

$$\frac{\text{实际睡眠时间（大体计算即可）}}{\text{躺在床上的时间}} \times 100\%$$

（例）

实际睡眠时间=6小时，躺在床上的时间=8小时

$$\frac{6\text{小时}}{8\text{小时}} \times 100\% = 75\%$$

合格线是"85%以上"！

图序 -1　睡眠效率的计算方法

高品质的睡眠直接影响了职场人士的身体状况和工作表现。举例来说，在床上躺 8 小时、睡眠效率 85%，那实际睡眠时间是 6.8 小时。

如果躺上床以后 35 分钟之内能睡着，醒来后在 35 分钟之内能彻底清醒，不睡回笼觉的话，高品质的睡眠就不是一个无法达成的目标。

如果你也被睡眠质量不佳的问题深深困扰，不妨从今晚开始着手计算一下自己的睡眠效率。

顺便说一下，在本书第五章将具体介绍如何找到适合自己的最佳睡眠时间。

3 | 职场人士必备的"睡眠方法"

职场人士需要的是"大脑休息"，而非"身体休息"

医学上有很多数据显示，运动员的睡眠时间非常长。曾经有媒体报道，顶级足球运动员 C 罗（Cristiano Ronaldo）和梅西（Lionel Messi）的睡眠时间都很长。

睡眠和饮食是提高运动员训练效率的关键因素。入睡 3 小时后会出现"非快速眼动睡眠期"，这时是生长激素分泌最旺盛的阶段。所谓的生长激素，正如字面上的意思一样，是一种既可以促进儿童生长，又可以保护和修复成年人受伤细胞的物质。

运动员经过白天严苛的训练后，全身肌肉与关节非常容易酸痛。正因如此才更需要充足的睡眠，利用睡眠时间分泌大量的生长激素来修复损伤。

如果无法保障充足的睡眠，会导致激素分泌失调，身体疲劳难以恢复，而且大脑和精神层面的疲惫同样也无法消除。因此，对于运动员来说，适当的睡眠可以防止在运动中发生意外。

当今的职场人士虽然不像运动员那样需要剧烈运动，但是眼睛却要承担很大的负担，而且非常容易积累精神压力。

运动后的肌肉疼痛，以及因血液中囤积疲劳物质而导致的身体疲惫，只要充分摄取营养和获取充足的睡眠，基本上都能够快速复原。不过，要想让疲惫的大脑复原，必不可少的是深度睡眠和身心两方面的休息。大脑一旦过度劳累，将会对自律神经系统、免疫系统、内分泌系统、血流以及血压等身体各方面带来恶性影响。

也就是说，一流的职场人士也和顶尖运动员一样需要高质量的睡眠，甚至可以说比运动员更需要重视睡眠。

睡眠可以消除我们的"3 种疲劳"

职场人士的疲劳可以分为 3 种。

第一种是"肉体疲劳"。所谓的肉体疲劳,简单来说就是"肌肉缺乏运动能量的状态"。如果我们的身体处于能量不足的状态,就会像一辆汽油不够的汽车一样,使不上劲。

疲劳物质甚至会在身体里"使坏"。之前有一种流行的说法称"乳酸就是疲劳物质",但是近年来的研究发现,仅仅靠乳酸来解释疲劳的观点是不完善的。疲劳、倦怠、肌肉僵硬紧绷等症状其实是各种疲劳物质囤积而成的结果。

话虽如此,但"身体不运动,肌肉就不会造成肉体疲劳"的想法也是错误的。肌肉必须适度运动,否则就会萎缩,肌肉机能也会越来越衰退。为了避免疲劳而不运动,反而会使身体更加疲惫。

此外,用同一种姿势在椅子上久坐之后也会导致固定部位的肌肉长时间处于紧绷状态,造成疲劳物质囤积在那个部位。这就是为什么即使上班族只是坐在办公桌前,一整天下来也会腰酸背痛。

第二种是"精神疲劳"。精神上的疲劳来自人际关系和各种烦恼导致的负担和压力，也就是我们常说的"心累"。即使身体没有任何问题，但只要长时间处于紧张或压力下，整个人还是会失去活力。这种情况就是精神疲劳的征兆。

精神疲劳的典型症状是：经常性的闷闷不乐、郁郁寡欢、焦虑烦躁、食欲不振、入睡困难、早上比预定时间早醒、情绪不佳……如果对之放任不管，很可能会恶化成"抑郁症"。

第三种是"神经疲劳"。对于长时间坐在办公室或者从事需要大量用眼的精密工作的人来说，由于工作时眼部神经和大脑长时间处于持续紧绷状态，最后会引发"大脑疲劳"。

神经疲劳如果一直消除不了，会造成注意力涣散、记性不好的后果，如此一来，工作表现自然也不佳。对一直追求良好工作表现的职场人士来说，神经疲劳或许是最棘手的一种情况。

"好眠策略"能解决一切问题

上述 3 种疲劳症状联系紧密，如果不尽早解决的话，一旦 3 种疲劳联合起来作乱，情况将更加危急，甚至会发展成难以消除的"身心俱疲"。

举例来说，精神疲劳一旦恶化，很有可能会出现心悸或强烈眩晕等症状。这是因为人的精神状态和身体状况密不可分，精神上出现问题后，往往会导致身体上也出现问题。

对于肉体疲劳来说，按摩是一个有效的缓解方法；对于精神疲劳来说，和朋友聚餐喝酒能够消除一定的精神压力；对于神经疲劳来说，运动算是一个很好的方法。

然而，你必须要知道，睡眠具有同时消除这 3 种疲劳的效果。因此，当你感到"好像有些累"的时候，最应该去做的不是找人按摩，也不是聚餐喝酒，而是立刻改善你的睡眠习惯。

第一章

职场人士必知的睡眠"新常识"

[4] 为何疲惫晚归仍难以入睡？

"必须快速入睡"才是睡不着的原因

前几天，有个上班族来看门诊，抱怨睡眠不佳。他的生活作息非常死板规律，起床时间和睡觉时间都规定得一板一眼。

"因为想第二天早上 6 点起床，所以最晚也要在 12 点之前睡着才行。可是最近都 12 点多了还是睡不着。看到已经 11 点半自己却毫无困意，我开始担心睡不着怎么办，就这样陷入了焦虑过度反而更加清醒的恶性循环。"

他这种"规定自己必须几点睡觉和起床的义务感"正是优质睡眠的大敌。

越是生活一板一眼的人，越容易出现这种情况。越是一心想着"必须赶快睡着"，大脑就越是清醒。当他们处于这种状态时，第二天该做的事和日常的烦恼就会纷至沓来，内容越具体就越睡不着。不经意间看看时间，发现已经过了一个小时，那么当天晚上的睡眠时间就会越来越少。他们会心想：完蛋了，再不睡就不行了……

这种对睡眠时间有强迫症的人，最糟糕的情况就是演变成失眠症。

为了在夜里"呼呼大睡"，需要适度运动

在此，我想介绍一个名叫"睡眠压"的思考方式。对于在外跑业务的上班族来说，一天下来身心俱疲。回家后拖着疲惫的身躯快速洗个澡，一沾床就睡得昏天黑地，醒来时已是第二天早上。这种"睡得死去活来"的经历，你有过吗？

如果白天活动过量，晚上就容易产生困意，不用勉强也能很快入睡。这种导致自己自然入睡的身体作用被称为"睡眠压"。无法增强睡眠压的人就无法获得舒适惬意的睡眠。

如果白天不能保持清醒，总是精神萎靡，那么睡眠压就很难增强。把睡眠当作义务的人自然睡不着觉。

这个道理很简单，其实就是在说"困了就睡"这件理所当然的事情。

加班时，晚上7~9点要保持运动

一般来说，上午的睡眠压比较低。随着清醒时间的拉长和白天活动量的增加，睡眠压会随之逐渐增强。

按理说，时间越晚，睡眠压的强度就会越强。不过，睡眠压会在晚上7~9点这个时间段减弱。这个时间段又被称为"睡眠禁止时间段"，在这个时间段内，人体不容易入睡。因此，即使第二天必须早起，晚上9点前上床还是很难睡着。

在晚上7~9点这段时间内做一些轻松的运动可以让身体积累轻微的疲劳感，从而加强睡眠压，这样晚上就可以酣然入睡。其中最合适的"轻松运动"就是步行。举例来说，如果在公司专心加班到晚上8点半，离开公司后可以用比平时快的走路速度走上两站公交站的距离再坐地铁。这样一来，回家后就会有一种恰到好处的困意。

　　需要注意的是要避免剧烈运动，以避免脉搏过度加速和满头大汗。晚上如果做了太多刺激的运动，就需要花费更多时间来加强睡眠压，这样会导致入睡时间延后。因此，要提醒自己选择能为身心带来适度疲倦感的运动，让自己放松身体。

[5] 睡眠没有标准答案，
只有最适合你的

日本的职场人士都睡不着

前文说过，不能陷入"必须睡足几小时"的误区。话虽
如此，很多人还是会好奇一天到底该睡几小时。

根据日本厚生劳动省 [1] 的调查显示，2011 年日本人的平
均睡眠时间是 7 小时 42 分钟（不分年龄），其中男性为 7
小时 49 分钟，女性为 7 小时 36 分钟。

另外，我们再来看看不同年龄段的平均睡眠时间：无论

---

[1] 厚生劳动省是负责医疗卫生和社会保障的主要部门，厚生劳动省设有
11 个局 7 个部门，主要负责日本的国民健康、医疗保险、医疗服务提供、
药品和食品安全、社会保险和社会保障、劳动就业、弱势群体社会救助等。

男性还是女性，都是在 45 ~ 49 岁这个年龄段的睡眠时间最短。在普通的公司里，年龄段在这个区间里的人往往都会担任一定的职位，需要担负一些责任，并且在家庭里也承担着顶梁柱的角色，要为一家老小的生计奔波。

另外，OECD（经济合作与发展组织）在 2014 年进行了一项国际调查，比较了各个国家 15 ~ 64 岁的男性和女性的睡眠时间，结果发现日本男性的睡眠时间是世界第三短，日本女性的睡眠时间则是世界最短。

我再介绍一些更为详细的研究成果。为了探究与睡眠和失眠有关的想法和行动，有学者以日本、美国、法国 3 个国家中的 30 岁以上的成年人（共 6973 人）为研究对象，进行了一项大规模的问卷调查。

结果发现，与法国和美国相比，日本人的睡眠时间最短，对睡眠时间和睡眠品质的满意度也最低。此外，在"每天专注力不足、无精打采、生活空虚、容易产生困意"这一点上，日本人的情况最为严重。

从失眠者的比例来看，日本、美国、法国在 30 ~ 59 岁的失眠人数比例高于 60 岁的失眠人数比例，而且男性比女性的失眠比例更高。另外，从失眠者的想法和行动可知，与美国人和法国人相比，日本人找专家咨询失眠问题的比例更低。由此可知，日本的失眠患者普遍倾向于选择独自面对失眠的困扰。

如此看来，日本人不仅睡得少，而且睡眠品质不佳，有失眠问题的人也总是独自烦恼。日本有可能正在逐渐迈向"失眠大国"。

受"8 小时神话""睡眠黄金时段说"所困

如上所述，纵观日本与其他国家的比较，以及男女之间的差异，针对"到底应该睡几小时才正确"这个问题，我们得到的结论是——因人而异。也就是说，过去"一天要睡 8 小时"的说法并不完全正确。有些人只需要睡 4.5 小时就神清气爽，而有些人即使睡足 8 小时还是精神萎靡。

除此之外，在健康管理的层面，之前曾经流行过"晚上 10 点到凌晨 2 点是睡眠黄金时间"的观念，然而，对工作繁忙的职场人士来说，晚上 10 点睡觉实在是不切实际的事情。

也就是说，关于睡眠"没有标准答案"，因此，我们没必要被流传的说法或媒体言论绑架，而应该找到适合自己的睡眠时间，找出"最适合自己的答案"。

通过"起床后 10 秒"了解只属于自己的最佳睡眠时间

要想找到最适合自己的睡眠时间，首先要学会记录，将原本无从查看的睡眠转化为"可查看的数据"。和解决工作上的问题一样，要学会正视自己的睡眠问题，并着手记录两个星期之内的"睡觉时间"和"起床时间"，可以暂时先不考虑之前提到的"睡眠效率"。

总之，请把笔记本放在枕头旁边，记下即将睡着的瞬间和起床的瞬间。不需要太过精密的数据，只需要快速记录大致的时间即可。这样一来，一天只需要花费 10 秒的时间，躺在被窝里也能完成。

以我为例，我在工作日的入睡时间是晚上 9 点半至 11 点半，起床时间是 5 点至 7 点。周末和假期比工作日睡得更早。综合来看，我在工作日的平均入睡时间是晚上 10:27，也就是说，平常大概是晚上 10 点半钻进被窝，第二天早上 5:43

起床，即早上 6 点左右起床。

算下来，我的平均睡眠时间是 7 小时 16 分钟。这两周我的工作表现一如往常，没有出现严重失误，身体状况良好，白天几乎没有感到困意。

也就是说，从第二天的工作表现来看，我的最佳睡眠时间是 7 小时多一点，比日本人的平均睡眠时间还少一点。

不过，这只是我个人的推论。要是执着于"8 小时睡眠神话"或对短时间睡眠的书籍、言论深信不疑，那么可能永远都找不到最适合自己的睡眠时间。如果睡眠时间一直不合适，反而会导致糟糕的身体状况。因此，大家没有必要也不要相信那些所谓的"绝对睡眠时间"，那些说法一点意义都没有。

要重视"能帮助自己健康长寿的睡眠"

首先要说明一点，本书介绍的睡眠方法特点是"能改善职场人士的工作表现"。关于睡眠品质这一点的评价标准，重点也放在"第二天是不是容易产生困意"之上。在试着记录自己的睡眠时间后，有些人会发现，即使一天只睡 4.5 小时，第二天的工作表现也不会有任何影响。不过，现在讨论的角度都只是从"工作表现"出发，若站在"维持健康"的角度来看，有数据指出，平均睡眠时间在7~8小时的人，患糖尿病、高血压和抑郁症的比例最低。因此，在思考自己的最佳睡眠时间时，除了工作表现以外，也不能忽视保持健康、避免疾病等要素。

表1-1和表1-2是笔者的两周睡眠记录和两周工作日的睡眠记录。

表1-1 笔者的两周睡眠记录

		前一天的入睡时间	起床时间	睡眠时间
第1天	星期一	22：30	5：30	7：00
第2天	星期二	23：00	6：00	7：00
第3天	星期三	22：00	5：30	7：30
第4天	星期四	22：30	5：45	7：15
第5天	星期五	23：30	6：00	6：30
第6天	星期六	23：00	7：00	8：00
第7天	星期日	22：00	6：00	8：00
第8天	星期一	21：30	5：00	7：30
第9天	星期二	22：00	5：00	7：00
第10天	星期三	22：30	5：30	7：00
第11天	星期四	22：00	6：00	8：00
第12天	星期五	23：00	7：00	8：00
第13天	星期六	22：00	6：30	8：30

		前一天的入睡时间	起床时间	睡眠时间
第 14 天	星期日	21：30	6：30	9：30
	平均	22：21	5：56	7：35
	中间值	22：15	6：00	7：30
	标准差	0：36：08	0：36：13	0：41：26

表 1-2　笔者的两周睡眠记录（只记录工作日）

		前一天的入睡时间	起床时间	睡眠时间
第 1 天	星期一	22：30	5：30	7：00
第 2 天	星期二	23：00	6：00	7：00
第 3 天	星期三	22：00	5：30	7：30
第 4 天	星期四	22：30	5：45	7：15
第 5 天	星期五	23：30	6：00	6：30
第 8 天	星期一	21：30	5：00	7：30
第 9 天	星期二	22：00	5：00	7：00
第 10 天	星期三	22：30	5：30	7：00
第 11 天	星期四	22：00	6：00	8：00
第 12 天	星期五	23：00	7：00	8：00
	平均	22：27	5：43	7：16
	中间值	22：30	5：37	7：07
	标准差	0：35：55	0：34：58	0：28：41

　　从这两个表格来看，我在工作日的平均睡眠时间是 7 个多小时。当周末需要"偿还睡眠负债"时（见 P41），会比平常多睡一两个小时，这样能够确保每天平均 7 小时 30 分钟左右的睡眠。

[6] 通过"目标睡眠"来击退疲倦

"昏昏欲睡""睡得香甜""呼呼大睡"
各有其意义

测量自己睡眠的深浅有一个简单的方法。首先,请把自己的睡眠分成"昏昏欲睡""睡得香甜""呼呼大睡"3种程度,尝试感受一下这3种程度的区别并加以形容。

有些人可能"昏昏欲睡"的时间较短,"睡得香甜"的时候较多;有些人可能没有"昏昏欲睡"的阶段,一躺下来就能立刻"睡得香甜";有些人可能很久没有体验过"呼呼大睡"的滋味了……诸如此类,每个人对自己睡眠状态的描述都不一样。

这 3 种形容睡眠程度的形容词究竟与人类的大脑和身体有什么联系呢？如果用科学的方式来说明的话，那就是"快速眼动睡眠"（Rapid Eyes Movement sleep，简称 REM sleep）和"非快速眼动睡眠"的差别。

在此简单归纳一下，在快速眼动睡眠和非快速眼动睡眠的特征，如图 1-1 和图 1-2 所示。

```
• "昏昏欲睡"前的浅眠
• 大脑十分活跃
• 容易起身上厕所
• 容易被杂音吵醒
• 容易做梦
• 记忆固定
• 容易遇到"鬼压床"
```

图 1-1　快速眼动睡眠的特征

```
• 从"昏昏欲睡"到"呼呼大睡"的深度睡眠
• 大脑和身体都得到休息
• 容易起身上厕所
• 能够有效消除压力
• 能够分泌激素
• 打盹几乎都是非快速眼动睡眠中的"昏昏欲睡"
  状态
```

图 1-2　非快速眼动睡眠的特征

快速眼动睡眠，顾名思义，在此状态下，肌肉虽然松弛，但眼球会快速朝着四面八方转动。

因为健康的人在进入快速眼动睡眠状态时，大约有80%的做梦可能性，因此也可以说快速眼动睡眠就是做梦状态（在极少数情况下，非快速眼动睡眠也会做梦）。

手机应用和智能穿戴仪器可以成为你的"睡眠教练"

每个人应该都有过熟睡中被吵醒的经历吧。如果是在非快速眼动睡眠状态下被叫醒，那会让人非常不爽。然而令人意外的是，如果是在快速眼动睡眠状态下被闹钟吵醒，醒来后的感觉反而是比较清爽。这是因为快速眼动睡眠原本就属于浅眠，处于正在准备苏醒的状态。

一般来说，在经过一段深度睡眠的非快速眼动睡眠状态后，往往会进入快速眼动睡眠期。为了做好苏醒的准备，越临近天亮，快速眼动睡眠持续的时间也就越长。

只要使用智能手机的客户端或其他穿戴式装置，就能轻易测量出睡眠深浅度。只要大致掌握深浅睡眠的循环周期，就能改善睡眠状态。请大家一定要尝试一下。

消除"大脑与精神疲惫"的时间段、消除"身体疲惫"的时间段

在快速眼动睡眠期间，大脑会进行记忆整理活动。对大脑而言，这段时间是最宝贵的睡眠阶段，甚至有人认为这段睡眠时间可以有效预防抑郁症。因此，我们可以说，快速眼动睡眠期间是"大脑定期维修的时间段"。

另一方面，非快速眼动睡眠期间，大脑温度降低，运行速度变慢。同时，全身各部位都开始展开"修复"。比如修复疼痛的肌肉、修补粗糙的肌肤、疏通停滞的血流等。不仅如此，而且也是提高身体免疫力与对抗疾病的重要时间段。因此，非快速眼动睡眠期可以说是"修复肉体、消除疲劳"的时间段。

也就是说，快速眼动睡眠期与非快速眼动睡眠期对于恢复身体、大脑、精神的疲劳都是有必要的，如图1-3所示。

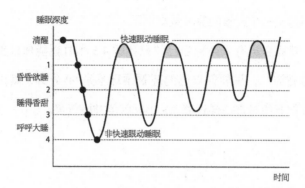

图1-3 人在睡觉时，会在快速眼动睡眠与非快速眼动睡眠间往返

别被"90分钟循环神话"骗了

快速眼动睡眠期与非快速眼动睡眠期每循环一次的时间大概是90分钟。之前，这个规律经常被拿来当作"睡眠最好以90分钟为一个单位"这种说法的根据。比如说，至今都有人以为"只要将失眠时间控制为90分钟的倍数，睡醒时就能神清气爽"。

然而，事实上，快速眼动睡眠期与非快速眼动睡眠期的循环时间也因人而异，有人只需要80分钟就能完成一次循环，而有人则需要花费110分钟才行。所谓的"90分钟一个循环"

只不过是一个大致的参考数据而已。

　　就算身边有人声称自己"只要睡 4.5 小时就能保证整天精力充沛"，只要你自己的睡眠循环不是 90 分钟，就无法保证你能像对方一样睡够 4.5 小时就能神清气爽。

7 九成职场人士的失眠
可以通过"知识"来改变

"失眠症"和"睡不着"不一样

前几天，一位正在职场上打拼的 40 多岁的上班族来我的门诊咨询："医生，我每天都睡不着，好像得了失眠症，请帮我想想办法。"

因为睡眠烦恼来医院咨询的大多数人都认为自己得了"失眠症"，而他们实际上尚未接受医生的诊断。

所谓的失眠症，指的是无论当事人有没有"想睡觉"的意愿，睡眠时间都会变短或有浅眠现象，从而出现身体或精神状态不佳的症状。失眠症是睡眠障碍的一种。

从医学定义上来看，失眠症指的是"难以入睡、睡眠无法持续或睡眠品质反复出现问题。即使当事人有合适的时间和机会睡觉，却仍然反复出现睡眠障碍，导致日常生活难以维系的状态"。

简而言之，失眠症就是"晚上睡不好，影响了第二天的正常生活的一种状态"。具体症状有以下 4 种：

（1）入眠障碍：辗转反侧，难以入睡。

（2）中途醒来：浅眠，睡觉时多次醒来。

（3）早晨清醒：一大早就醒来，之后无法再次入睡。

（4）熟睡障碍：明明睡了很长时间却没有熟睡的感觉。

当然，如果要正式治疗失眠，还需要去看主治失眠症的医生。我想提醒大家的是，号称自己得了失眠症或自认为自己得了失眠症的人实在是太多了。

"睡眠不足"不等于"失眠症"。有人可能是睡觉前玩了太久的智能手机导致精神亢奋而睡不着；有人可能是因为喝了太多咖啡而睡不着；有人是因为肩膀严重酸痛睡不着；有人则是试图在不合适的时间睡觉从而睡不着……这些都算不上是"失眠症"，只是由各种原因导致的"失眠"症状而已。这里说的"失眠"，指的是"想睡却无法入睡的感觉"。

职场人士睡不着的 4 个原因

当你出现失眠的感觉时，请先冷静下来思考一下，看看自己是否符合以下几种原因：

（1）出于烦恼、焦虑等精神上的原因而睡不着。

（2）出于疼痛、发痒等身体上的原因而睡不着。

（3）由于贪心更多的睡眠时间早早躺下导致睡不着。

（4）试图在不合适的时间段睡觉导致睡不着。

符合第 3 点或第 4 点的人，只要采用本书的方法，调整自己的睡眠方式，基本上就能够获得改善。符合第 2 点的人，睡不着是身体生病导致的，也许是药物的副作用，也许是用了不适合自己的床上用品，也许是棉被或床单上有尘螨繁殖等，原因多样，很难判断。

自己判断自己失眠的原因不是一件容易的事情，但要想治疗失眠，就必须找出导致失眠的原因，这样才能正确地处理问题。因此，我建议还是要寻求医生或专家的帮助为好。

什么是睡前不可思考的"烦恼"？

在前文提到的睡不着的 4 个原因中，符合第 1 点的人应该不少吧？这时候，首先要思考的是"烦恼或焦虑的原因是否在自己能控制的范围内"。

如果是"和领导观念不一致""不知道客户会有什么反应而焦虑不安""担心明天的股价"等一些靠自己无法解决的烦恼，那一旦烦恼起来往往无法收拾，自然会引发失眠。

烦恼和焦虑最好是要限制在靠自己的行动就能解决的范围内。如果不在这个范围内，就不要去思考。只有这样彻底放下无用的烦恼和焦虑，才有可能获得优质的睡眠。

服用安眠药或助眠药剂的"时机"

目前，即使没有医生开的处方药药方，在日本的药店里也能买到市场上常见的安眠药。这类安眠药的有效成分是 H1 受体拮抗剂，含有在一些抗过敏药和感冒药中常用的"盐酸苯海拉明"（Diphenhydramine HCl）成分。

然而，虽然安眠药对暂时性的失眠很有效，但如果是慢性失眠症并且每天都服用的话，效果则会大打折扣。比如说，如果是抑郁症造成的失眠，去药店买安眠药持续服用只会造成抑郁症的恶化。这都是真实发生过的情况，因此请大家避免自己判定疾病和滥用药物。

　　另外，最近在药店和网店上都可以轻易买到有助于睡眠的褪黑素（Melatonin），但是目前尚未有充足的科学根据确定褪黑素的效果和副作用。唯一可以确认的是，这类保健品绝对不是根治睡眠障碍的万能药，如果没有找到导致睡眠障碍的真正原因，只是一味地依赖保健品，那么将永远无法解决根本问题，到最后只能沦为一个"药罐子"。

　　当已经尝试过各种改善睡眠习惯的方法后仍没有效果时，再去尝试安眠药和保健品，这样才比较好。关于安眠药的效果和危险性，我会在第 158 页详细解说。

[8]　睡眠无法"储蓄"，但可以"偿还"

周末"事先睡饱觉"为何没有用

如果每天拼命工作到乘坐末班车回家的话，工作日里自然容易睡眠不足。这时，如果想着周末多睡一点，以便为下周的睡眠提前"补个觉"，这也是无可厚非的想法。

但是，从结果来看，睡眠无法"提前储蓄"。

只要举一个比较极端的例子大家就会深有体会。一个平均睡眠时间为 7 小时的人，即使睡了 14 小时（也就是睡够了两天的量），第二天熬夜时也会犯困。如果睡眠能"提前储蓄"的说法成立的话，第二天熬夜时应该不会犯困才对。

而且，假设同一个人整整睡了 4 小时的午觉，晚上再睡

3 小时，总共睡满了 7 小时，第二天就能神清气爽地工作和生活吗？不见得吧。

"零负债经营睡眠"是最好的睡眠方法

不可否认，周末睡久一点，身体状况确实能在一定程度上得到恢复。然而，这不是"为日后的体力储蓄睡眠"，而是在补足之前不足的睡眠而已。如果把工作日无法睡够理想时间的情况当作"借款"的话，周末补觉就是一种"还款"。

实际上，医学上也有类似"睡眠负债"的概念。不过，要是为了一口气偿还所有的睡眠负债，选择一到休息日就睡到傍晚才起床的话，将会影响正常的生活方式，对下一周的睡眠也会产生不良影响。

睡眠虽然可以提前"预支"和"偿还"，却无法预先"储蓄"。进一步说，睡眠负债虽然可以偿清，但无法"生利息"。正因如此，我们才要养成良好的睡眠习惯，保持"睡眠零负债"状态。

开会时 3 次"不小心睡着"后就是极限

你在学校上课或公司开会时，有没有不知不觉"不小心睡着"的经历呢？这种在当事人毫无察觉状态下进入极短时间睡眠的状态被称为"微睡眠"（Microsleep）。当事人以为自己一直清醒着，实际上却有几秒或 10 秒左右的时间进入了睡眠状态。

人清醒的时间一长，大脑就会累积"睡眠物质"。正常来说，这种睡眠物质增多的话，大脑为了休息就会产生困意。

但是，另一方面，当紧张或面临危险时，大脑"必须保持清醒"的意识增强，因此也可以抑制困意。事实上，每个人都曾在课堂上或开会时经历过的这种短暂睡眠，这正是大脑与困意无声交战的结果。

然而，当睡眠不足的状态到达临界点时，将会进入强制大脑必须休息的状态。为了让大脑获得休息，身体会下意识地睡着。

如果一个人频繁出现上述这种"微睡眠"情况的话，意味着这个人的睡眠负债已经不堪重负，十分危险了。为了确保睡眠时间，要把这种情况当作警戒，需要尽快调整工作量。

这种无意识进入短暂睡眠的"微睡眠"状态，如果只发生一两次，那么完全不用太紧张。然而，如果在一小时内频繁出现，或者睡眠时间已经远远超过"微睡眠"的标准（比如长时间打盹）时，那么很明显就是睡眠不足，大脑已经无法阻挡睡意，发出强烈的信号想要睡觉。

也许在周围人看起来，这种突然进入睡眠状态的情况有些散漫没规矩，或是单纯觉得好笑，但这其实是身体对自己发出的重要讯息。更何况，如果是在开车或是在工厂里操作机械时突然进入"微睡眠"状态，那么就很可能会酿成大祸。

另外，如果已经确保了充足的睡眠时间，但仍然频繁出现"微睡眠"状态、给生活带来不便的话，那么很可能是患上了"发作性睡病"（过眠症），这时请一定要去看专业医生。

9　管理下属的"睡眠方法"

医生判别"一流职场人士"的3个提问

对于将团队成果最大化呈现视为最高责任的主管来说，协助下属发挥最佳表现是不可避免的一个任务。

理想的领导形象各有不同。有的领导能不动声色地关心下属；有的领导能够做出表率、为下属做个好榜样；有的领导像推土机一样能开拓客源；有的领导把下属的家人也视为家人关心……但还有一种领导也应该被纳入"理想领导"的范畴，那就是"督促下属保持高质量睡眠"的领导。

我对前来看病的患者，一定会问以下3个问题：

（1）"吃的饭美味吗？"

（2）"大便通畅吗？"

（3）"能睡个好觉吗？"

也就是说，我会确认患者是否拥有"三好"——"吃好""排便好""睡眠好"。

从我的看诊经历来看，如果患者能保持这"三好"，那么基本上就不用担心其身体健康问题。反过来说，如果患者出现"食欲不振""排便不通畅""夜晚难以熟睡"其中一种情况的话，那多半是因为身体不佳或精神状态出现了问题。

在指导年轻下属工作技巧前，先指导"睡眠方法"

对于那些睡不好觉的下属来说，即使激励他们"用脚步去增加业绩"，基本上也得不到什么效果。如果下属在精神上疲惫不堪，那么这种激励甚至会导致他们患上抑郁症。

话说回来，在当今这个时代，如果过于关注下属的私生活，有可能会被看作"职权骚扰"。因此，如果发现有业绩不佳的下属，不妨先问问他："最近睡得好吗？"

如果下属回答"最近睡眠不足……",那一定要再问他"有多久没睡个好觉了"以及"为什么睡不好"这两个问题。

如果下属睡不好的原因是加班,而且到了缩短睡眠时间、影响第二天工作表现的程度,领导的责任就是尽快削减他的工作量。在这种情况下,请与下属一起将工作"可视化",由此可以得知这位下属在哪些地方受挫、因为何事烦恼。通过明确工作责任,重新梳理业务内容,以确保下属的睡眠时间。如果真的是因为抑郁症或精神不佳造成的睡眠问题,那一定要尽快去咨询公司的外聘医生,或直接到常去的医院接受诊断。

尤其是年轻人,经常会在不知不觉中勉强自己,或是被花花世界迷住了眼,过于享受快乐时光而轻易牺牲睡眠时间。如果没有重视睡眠的意识,那么遇到事情后第一个被牺牲的就是睡眠时间。正因如此,人生经验更丰富的领导才需要更早意识到这一点,提前关心下属的情况,这是身为领导的一项重要工作。

我并不是在否定"趁着年轻、体力充沛的时候牺牲睡眠时间打拼"的想法,领导年轻时说不定也曾经牺牲睡眠时间来换取工作成果,然而,未来将会进入一个"生产性时代",

即从重视"工作数量"逐渐转变为重视"工作质量"。在这个过渡阶段，我希望每一位管理者都能对"睡眠质量"重视起来。

第二章

从睡醒的那一瞬间开始实行
"好眠策略"

10　让夜猫子清爽醒来的 5 个秘诀

"想早起却怎么都起不来……"

"醒来之后好久都爬不起来……"

"让我在床上再躺 5 分钟吧……"

相信每个人多多少少都有过这样的经历吧。你是那种爽快起床、内心暗示自己"今天也要加油哟"的类型，还是那种早上无精打采、用尽力气才能从被窝里爬出来的类型呢？起床时的状态会给你一天的动力带来很大的影响。早上神清气爽起床的人，一整天都能过得精采奕奕、心情舒畅。为了迎接这样的早晨，有以下几个小技巧。

职场人士"自然而然"会成为夜猫子

随着清晨升起的太阳起床是人类自古以来的习惯。这件天经地义的事情对人类的健康来说至关重要。因为人体内的生物钟在早晨受到阳光刺激后会重启，调整一整天的生活节奏。

一天有 24 小时，而人体内的生物钟有 25 小时。因此，如果一直不做调整，每天都会出现一小时的"时差"，而早晨沐浴阳光可以把这一小时的"时差"调整回来。

上午的阳光有拨快体内生物钟的效果，而傍晚的阳光有拨慢生物钟的效果。也就是说，如果一个人沐浴阳光的时机不固定，那早上该有的清醒和夜晚该有的困意将会不定时出现。

一天有 24 小时，生物钟却有 25 小时，这表示人的身体很容易就能适应熬夜。可以说，如果放任不管，每个人都会慢慢变成夜猫子。进一步来说，如果经常在深夜的便利店等地方接受强光照射，会加快成为夜猫子的进程，甚至会变成"晚睡晚起"的人，而这种生活方式对于职场人士来说是非常糟糕的恶性循环。

因此，希望一早起来就能精神抖擞投入工作的人，请避免夜间的强光照射，而且早上要刻意沐浴在阳光下。为了重新设定生物钟，这些努力都是不可避免的。

刷牙时、公交内、上班路上都要保证能晒到太阳

早上无法彻底清醒的人，可以在睡前先把卧室的窗帘拉开 5~10 厘米。只要调整好窗帘打开的程度，让自己在起床前 30 分钟就渐渐感受洒进屋内的阳光，就能在起床时神清气爽。

相反，对于那些对光线敏感、容易因为光线而清醒的人来说，可以在太阳升起时间较早的夏季换上具有遮光效果的窗帘，或是移动床的位置，让自己尽量避免光线照射，保证睡眠质量。

此外，为了在起床后尽快清醒，要主动并且积极地沐浴在阳光下。在此建议大家刷牙、化妆、吃早餐、浏览手机或读报纸等早晨的例行程序都在窗边进行，伴随着阳光开始新

的一天。另外，出门后的上班路线也尽量选择沐浴在阳光下的地方，乘上公交之后也请站在能眺望窗外风景的位置。

诸如此类，有意识地积极接受阳光的照射，身体就会切切实实地清醒过来。

摆好闹钟的位置能得到更好的效果

不用闹钟或闹铃也能在固定时间自然清醒的人应该不多吧。第二天有重要提案的时候，或是准备搭乘早间航班去出差的时候——越是这种"一旦睡回笼觉就会坏事"的时候，前一天晚上越容易睡不着觉。

试问一下，你用的是什么样的闹钟呢？是简单的时钟型闹钟，还是智能手机的闹钟客户端，抑或是那种震耳欲聋分外吵闹的大音量闹钟呢？

绝对不能睡回笼觉的时候，使用闹钟的重点不是"what"（东西），而是"where"（位置）。也就是说，用什么类型的闹钟不重要，重要的是"闹钟摆放的位置"。

很多人挖空了心思思考什么样的闹钟效果最好，但往往忽视了闹钟摆放的位置。虽然特意调好了闹钟，却放在从被窝里一伸手就能够着的位置，那醒来之后会很容易关掉闹钟继续睡个回笼觉。

我自己的习惯是把闹钟放在镜子旁边。我这么做，是因为想让自己在下床走过去关掉闹钟时看清镜子中自己的模样。从天性上来说，人类非常在意自己。当看到早晨刚醒来的自己时，会忍不住注意皮肤的光泽、发型、眼睛浮肿程度等外观。一旦大脑对某个事情产生了兴趣，大脑自然开始兴奋起来，睡意也就会自然消失。

如果和家人一起住或者和别人同居，不想吵醒对方的话，可以将手机的闹钟设定为震动模式，和小镜子一起放在枕头边，让自己一醒来就能看到自己的样子。大家不妨试试这种方法。

为何一流人士起床后立刻就能全力投入工作？

前文说过，人类的睡眠就是不断在快速眼动期和非快速眼动期之间循环往复。

如果早上起来，脑袋昏昏沉沉睁不开眼睛，意味着醒来时正处于深度睡眠，即处于非快速眼动睡眠期。反之，只要能在快速眼动睡眠期醒来，就能更快进入"开始工作"的状态，因为此时的大脑接近清醒状态。

换句话说，我们要做的是找到自己的快速眼动睡眠期，并把闹钟设置在那个时间。现在很容易就能下载到一些能够分析快速眼动睡眠期等与睡眠相关的手机客户端，请好好利用这些工具。

早上准备好积极向上的"待办事项"（to do list）

早上起不来的大多数原因是睡眠质量不高或睡眠不足。不过，"没什么期待的事情""起床后不知道该干什么""没有起床的动力"也是让人早上起不来的原因。

在开启忙碌的一天之前，请为自己准备一个"只属于自己、不被任何人打扰的时间"，这种做法能够有效提高一天的充实度和满足度。

早上刚起床的我们尚未接触任何信息，宛如一张白纸，这段时间非常宝贵。在前一天晚上事先准备好第二天早上的待办事项（to do list），能够为第二天的起床创造一个非常有价值的动力。注意：做这件事的重点是，比起选择与工作直接相关的待办事项，不如选择那些让自己开心并且满怀期待的事情。

比如说，可以利用这段时间准备资格考试或语言学习，说不定这些能成为早晨清醒的一个积极动力；学生时代热爱运动但进入社会后运动不足的人可以利用这段时间慢跑30分钟；也可以在家种一些早上开花的牵牛花等植物，每天早上观察它们一点一点变化的样子也是一种乐趣。

就我自己而言，令我期待的是早上起床时喝的第一杯咖啡。从入睡前我就开始期待第二天早上准备享用的这杯咖啡。一到早上，预先设定好时间的咖啡机就会传来一股咖啡的清香，躺在被窝里的我闻着这股香气，十分期待。

只要离开被窝，睡回笼觉也没关系

多说一句，如果有人无论如何都摆脱不了想睡回笼觉的困意，那我在此透露一些小诀窍。

回笼觉是"睡眠深度较浅的非快速眼动状态"。在这种状态下，人们会一边犯困一边在无意中享受着被窝的温暖。而且，由于此时的大脑还未完全清醒，所以早晨的阳光和周围的声音能够轻柔地刺激到深层意识，给人一种舒适的感觉。放任自己享受的话，全身心都会被一种难以言语的幸福感所包围。

话虽如此，对于职场人士来说，造成迟到或打乱日常工作安排的回笼觉是必须禁止的。尤其是"糟糕！一回过神来发现自己不小心睡了个回笼觉"这种偶发性的特殊情况，更不能发生。

如果真的很想享受半梦半醒间的舒适感，又不想对之后的日常工作造成影响的话，建议睡一个"离开被窝的回笼觉"。诀窍是躺在沙发上，或者走到床边拉开窗帘，制造一种与"正式入睡"不同的睡眠环境，并且只能睡 10 分钟以内。为了避免自己睡回笼觉的时间超时，可以用智能手机闹钟的"重复提醒"功能（即关掉闹钟后仍会再次响起的功能）。

如果真的抵挡不住回笼觉的诱惑，那就做好迟到的准备，去睡一个回笼觉吧。

[11] 通过"早餐→顺畅排便"
开启一天的生活节奏

"早晨的 5 分钟如厕时间"让身体从深处清醒

从结论来看,我绝对是"推崇早餐派"。也许有人靠不吃早饭来维持大脑的清醒,但是从医学的角度来看,还是吃早餐比较好。

原因很简单,早餐能够提高血糖值,从而让大脑清醒并活跃起来。最重要的是早餐能够促进顺利排便,从而积极地影响整个身体的正常运作。

想必大家都有过吃完早餐后肚子咕噜咕噜叫、想立刻冲进厕所的经历吧?这种情况被认为是"胃—结肠反射"的生理反应。食物进入胃中使胃部膨胀，转化成信号传递至大肠，大肠接收到信号后反射收缩，将粪便送入直肠。所以说早餐能够引发便意。

这种胃—结肠反射的情况特别容易发生在早餐后。因为睡眠中的胃整整空了一晚，睡眠期间的身体机能也处于休息的状态，大肠运动也变得不够活跃。这时如果有食物进入腹中，自然会造成强烈的刺激，从而导致肠胃苏醒。

也就是说，早餐后是便意萌发的黄金时段。苦于便秘和在外不愿意大便的人请不要忽视早餐促进排便的效果。

"早餐只在咖啡店喝咖啡"是一个令人遗憾的选择

关于早晨排便的事，我再多说几句。

在人睡觉时，大便在大肠中成型。睡眠时肠胃也没有停止周期性的运动，并且努力将无法吸收的食物残渣和肠内的细菌等一起推进大肠深处，形成大便。最后大便固定成型，从大肠的S状结肠中被推送到靠近肛门的直肠，借此引发便意，促成排便。

当睡眠时间减少或生活变得不规律时，大肠内生成或累积大便的节奏就会变得紊乱。如果又加上晚上一吃完东西就立刻上床睡觉等坏习惯，早上起来的时候胃就很容易不舒服，腹部也会鼓胀，导致食欲不振，结果很可能会错失胃—结肠反射的机会。

如上所述，如果不吃早餐，等于主动放弃了一天之内便意最强烈的黄金时段。白天虽然也有胃—结肠反射发生，但是没有早上强烈，忍耐一下便意就会消失。如果工作繁忙从而没时间去上厕所，不知不觉间就会失去排便的时机。

这种恶性循环一旦慢性化，即使大便已经运送到直肠，身体也会因为迟钝而感觉不到便意。这就是便秘形成的原因。

"早餐前8小时"要清空胃部

上述胃—结肠反射在每一次用餐时都会发生。不过，用餐前胃部清空的时间越长或食物的分量越多，胃—结肠反射的作用就越强烈。大体来看，在早餐与上一次用餐之间空8个小时应该是最理想的状态。

另外，早上醒来后，从床上起身的动作本身就能唤醒大肠运动。这被称为"姿势—结肠反射（起立反射）"。从床上起身的起立动作加上吃早餐这两个动作能够加速便意的产生。

希望大家都能够建立起这样的良性循环：高质量的睡眠→吃早饭→胃—结肠反射及姿势—结肠反射（起立反射）→顺畅排便→高质量的睡眠。

但是，前提条件是必须保持健康的饮食习惯。如果前一天深夜吃了大碗拉面，第二天早上又吃了大量早餐，这样只会造成积食不消化。所谓的"新的一天开始于前一晚"，也包括饮食健康。

12　让大脑在起床 10 分钟内
　　　　完全清醒的独创程序

体温上升，大脑就会清醒

　　我也曾有过早上醒来时大脑昏昏沉沉的时期。幸运的是，我在学医的过程中对造成这种情况的原因有了一定程度的理解，也及时学会了让自己顺利清醒的方法。接下来就为大家介绍其中几种方法。

　　人的体温分为两种，一种是身体内部的"核心体温"，一种是表面的"皮肤体温"。这两种体温有所差异。核心体温在人体从睡眠中清醒前就开始缓缓上升，白天保持最高状态，维持身体的活动；到了傍晚，核心体温又开始缓缓下降，夜晚降到最低。这就是一整天的体温节奏。人体在核心体温下降时会感到困意，核心体温升高时很容易清醒。

当婴儿的眼皮重重下垂，眼神开始涣散时，手脚温度就会逐渐上升。因为当身体进入准备睡眠的阶段时，手脚皮肤附近的血管扩张，所以手脚的温度与身体的核心温度相比开始有相对的上升。热度通过手脚发散至外界后，核心温度就开始下降，大脑温度也随之下降，人便自然进入睡眠状态。

和其他动物相比，人类的大脑发达，白天能够全力使用大脑思考和活动。为了防止疲惫的大脑"宕机"，人体机制会自动降低大脑的温度使其休息。可以说，睡眠的目的就是为了消除大脑疲劳。

脖子与大腿根部是关键

睡觉时人保持低体温状态，醒来后体温开始逐渐升高，身体开始做好清醒的准备。起床后用热水淋浴能加速核心体温的上升，从而促进睡醒后的清醒程度。为了有效提高核心体温，可以重点冲一冲血管较粗的身体部位，比如脖子和大腿根部（腹股沟）。

除此之外，沐浴的水流会对皮肤造成物理性刺激，促进有"人体活动开关"之称的交感神经作用，加速清醒。此外，冲掉睡觉时流的汗也可以让身心清爽起来。

"不坐扶梯"能带来夜晚的好眠

和早晨沐浴同样值得推荐的还有晨间运动。晨间运动不仅能够活动身体，还会使体温上升，尤其是当你在清晨走出房间，沐浴在充足的阳光下做运动的时候，能够有效调整体内的生物钟。生物钟一旦正常，晚上自然就会顺利入睡，也就是说，从早晨就开始为晚上的睡眠做好准备。

人体的活动节奏由交感神经和副交感神经这两种自律神经控制。身体活跃时，交感神经发挥的作用更强；身体放松时，副交感神经的作用更强。交感神经的作用一增强，就会促进血液循环，消耗身体能量，提高基础代谢。晨间运动具有刺激交感神经、提高基础代谢的效果。

当然，没必要一大早就做一些让心脏跳动幅度大的剧烈运动。毕竟早上的身体还是有一些倦怠感的，晨间运动时最重要的是不要给身体造成负担。因此，你可以躺在床上做做伸展操，也可以趁拉开窗帘的时候伸展身体，或出门散步 10 分钟。

如果忙碌到连运动的时间都没有，那不妨利用工作日的上班时间多走走路，不要坐扶梯或乘电梯，而是走楼梯，这样也能保证一定程度的运动量，促进交感神经的活跃。

图 2-1 所示为花 10 分钟就可以促进清醒的早晨好习惯。

・起床
・拉开窗帘时顺便伸展背部和颈部（1 分钟）
・丢垃圾时顺便在阳光下转动肩膀、手肘和膝关节（2 分钟）
・淋浴（3 分钟）
・吃香蕉和酸奶（2 分钟）
・排便（2 分钟）

图 2-1　花 10 分钟就可以促进清醒的早晨好习惯

为没时间的人准备的"10 分钟清醒"流程

早上起床后适度运动身体，之后会产生空腹感，这样一来早餐也能吃得更美味。不过由于空腹做剧烈运动会给身体造成负担，因此在运动前可以补充一点水分，或是吃一点香蕉等富含糖分的食物。在吃完早餐之后，身体会产生前文所说的胃—结肠反射，整个人就会接近完全清醒的状态。

建议参考图 2-1，找到属于自己的"早晨黄金流程"。

13 用"两天前的睡眠不足"来应对早上的重要工作报告

"提高士气的烤肉"和"半身浴"都会造成反效果

身为一名职场人士，一定会遇到足以左右人生的"决胜时刻"。由于太想得到好结果，因此有很多人在前一天晚上会做一些"和平常不一样的事"。比如：

"比平常多睡两个小时，用清醒的大脑准备做工作报告吧。"

"为了补充能量，前一天晚上去吃烤肉吧。"

"为了睡个好觉，泡半身浴泡得更久一些吧。"

我很能理解这种想法，但是，前一天晚上做一些和平常不同的事情，并不会促进熟睡，反而会给第二天带来负面影响。采取和平常不同的生活形式只会打乱正常的生活节奏，最终陷入睡眠不足的恶性循环。

我刚开始从事咨询顾问工作时，也有过很多次在重大活动前睡不着觉的经历。前一天晚上辗转难眠的后果，就是第二天的状态非常糟糕。

在工作报告的前一天，我也曾为了整理PPT而焦头烂额到最后一刻。我熬夜反复修改PPT的构成顺序，结果在报告前还是没能修改成令自己满意的内容，而且由于大脑过于疲惫，做报告时大脑都不转了，不仅语无伦次，而且回答不了大家的提问，总之非常丢脸。

经历过这些失败以后，我便下定决心，在大型活动的前一天晚上一定要和平时一样淡定度过，尽量保持和日常生活一致。从此以后，我的工作报告便几乎不再出错。

"平时入睡前的2~3小时"是最难入睡的时段

和平时的生活节奏不同的一个典型例子就是"比平时早睡"。虽然已经钻进被窝，但"必须早点睡"的意识过于强烈，反而导致自己更加清醒，最后变得比平时睡得更晚。你一定也有过这种经历吧？

比平时入睡时间早 2~3 小时的时间段其实是最难入睡的时段。比如说，一个平常准时 12 点睡觉的人，最难入睡的时间段就是 9~10 点。试图在这个时段入睡是效率非常低的事情，睡不着的时间越久，压力就越大。

牺牲星期一的睡眠，星期三的早晨就能拥有绝佳状态

对此请转换一下想法：不是把前一天晚上的睡眠当作第二天的准备，而是想办法控制"两天前"的睡眠时间。

比如说，如果星期三早上有一个重要的工作报告，那大多数人都会有"周二晚上好好睡一觉就行"的想法吧？然而，最好的办法是将时间轴拉长，从星期一晚上就开始为星期三早上做准备。也就是说，要在星期一晚上适当削减睡眠时间，让星期二在睡眠不足中度过。

到星期二时，即使第二天（星期三）有重要的工作报告，也不会感到紧张。因为，如果刻意营造出一种睡眠不足的状

态，无论大脑多么兴奋，最终肯定会出现困意，到了晚上自然就能迅速入睡。换句话说，为了提高星期二的睡眠压，有必要牺牲星期一的睡眠。

此时需要注意的是，工作报告的前一天晚上入睡前，就不要再打开电脑检查报告了。因为电脑光线会刺激神经，影响入睡。正确的做法是在此之前做好万全的准备，让报告的前一天在睡眠不足中度过。请大家尝试一下这个方法。

不过，这种方法有种"挖东墙补西墙"的感觉。因此从整体的生活节奏来看，最好不要经常尝试。只有在需要一决胜负的关键时刻，才可以考虑使用这个大绝招。

其实，一决胜负的前一天晚上一定要避免睡眠不足的理由还有一个：在睡眠中大脑会整理白天的记忆，而白天获得的信息只是暂时存储在大脑的海马内，必须等到睡眠时才能刻入大脑皮层，真正被记忆保存下来。因此，为了避免遗忘当天的重要信息，必须保持充足的睡眠。

总之，睡眠是固定记忆的过程，如果想在做工作报告时逻辑清晰、滔滔不绝，那前一天晚上必须要好好睡一觉。只有这样，记忆才能切实扎根于大脑中，胜利自然手到擒来。

14 "不得不熬夜"时，将损耗降到最低的方法

一流人士深知熬夜"在医学上的不良影响"

我曾在拜访某家企业时，看到一个装营养饮料的空箱子。我问员工："你们都整箱整箱地买吗？"员工回答道："部门统一购买，放在冰箱里冷藏着。"

我追问："你们真的会喝吗？"员工回答道："在公司熬夜到天亮的时候基本上都会喝。"从他们的回答可得知，那家企业的员工加班熬夜已成常态，第二天只能撑着疲惫的身体勉强工作。

我真没想到居然还有这么多轻视睡眠的公司和员工。作

为一名医生，我对这种情况无法视若无睹。

从结论来看，熬夜是最糟糕的事。

熬夜带来的睡眠不足，会造成困意满满、全身倦怠、头重脚轻、不安焦虑、烦躁易怒等不良影响，这些影响对人的生理和心理都会造成打击。

并且，医学上已证实：熬夜还会造成血压、血糖和中性脂肪数值上升，高血压、糖尿病和血脂过高等也会恶化，还会增加心肌梗死和脑中风的风险。

另外，熬夜也是免疫力衰退、感染流行性感冒和癌症的诱因。人在熬夜的时候，促进饱腹感和抑制食欲的激素瘦蛋白（leptin）会不断减少，而促进空腹感和食欲的食欲刺激素（ghrelin）会不断增加，最终造成肥胖。

而且，睡眠不足和抑郁症、恐慌症也有一定的关系。在患有抑郁症和恐慌症的情况下，如果持续失眠，自杀的可能性会提高。从医学上来看，持续熬夜"百害而无一利"。

对于靠脑力劳动来追求最佳工作表现的职场人士来说，熬夜是最糟糕的行为，我把其具体风险整理成"3种衰退"来加以说明。

（1）注意力衰退。

（2）记忆力衰退。

（3）思考力衰退。

相信有过熬夜经历的人应该能立刻明白这3点是降低工作表现的重要原因，所以，为什么还要用熬夜去换这"3种衰退"呢？

如前文所述，对我们的大脑来说，睡眠不仅仅是单纯的休息，还与经历或信息等在大脑中的整理密切相关。

既然职场人士那么在乎工作表现，那就应该避免牺牲睡眠，尽量让大脑保持高速运转的状态。

熬夜到天亮与"喝下1~2瓶啤酒"的情况相同

熬夜对职场人士到底有多可怕，除了可以从各种数据资料中一窥究竟之外，还可以从以下这个简单的例子中得知一二：人只要保持17个小时的清醒状态，工作能力就会衰退到和血液中的酒精浓度高达0.05%的人一样低下。

血液中酒精浓度高达0.05%，意味着大概喝了1~2瓶啤酒，这种情况下开车肯定会被判定为酒驾。此外，熬夜到天亮的行为会加快脉搏和心跳，体温会随之上升，身体会发生明显的变化，甚至理性也会衰退。这种状态下怎么可能有好的工作表现呢？

4个步骤减少熬夜造成的伤害

虽然前文花了很大篇幅列举了熬夜的坏处，但对忙碌的职场人士来说，总会遇到不得不熬夜的时候。在漫长的职场生涯中，不熬夜根本不现实。逼不得已必须熬夜的时候，可以用以下4个步骤来应对。

如果打算熬到天亮，那第二天的工作表现毫无疑问会大打折扣。不得不熬夜的时候，在内心决定"今天要熬夜"的那一刻就要立即更改第二天的工作计划。如果此时拖泥带水，硬是把要求注意力、记忆力和思考力的工作安排在熬夜过后的第二天上午，那么只会加重熬夜的负面影响，根本不可能高效完成工作。

小睡 15 分钟就能撑过一整晚

把你工作中最不需要花费脑力、最不要求工作表现的机械性工作安排在熬夜过后的上午时段。

而且，在熬夜时一定要抽时间小睡一会儿，哪怕只睡15~20分钟。前文说过，大脑只有在深度睡眠时才能获得休息。虽然时间短暂，但只要能进入深度睡眠，大脑就能获得休息。

然而，这种时候绝对不能躺在床上休息。一躺上床，疲倦就会达到高峰，导致身体做出"可以正式睡觉了"的判断。几乎可以肯定的是，一躺下去绝对爬不起来。举个例子，学生时代熬夜准备考试时，想要小睡一下而躺上床，结果一不小心睡到天亮的经历，相信很多人都有过吧？

正确的做法是，找一把可以放倒椅背的椅子，身体稍微后仰，斜躺着眯一会儿就行。如果办公室里没有这样的椅子，那趴在桌子上小睡一会儿也不错。不管怎样，请避免以躺下来的姿势入睡。

熬夜后的第二天，做完预先安排的机械性工作之后，最好趁着午休再小睡一会儿。这么做不是为了提高下午的工作表现，而是为了给身体补充能量，确保下午的工作不失误，安然度过这一天。

熬夜后第二天的下午不管多忙，也要尽可能早点结束手头的工作回家，确保晚上有充足的睡眠时间。熬夜造成的"睡眠欠款"请一定要在第二天晚上偿清，这是不可动摇的规则。

以上4个步骤（如图2-2所示）只是在不得不熬夜时的紧急对策，请不要经常使用。

（1）决定熬夜的那一刻要立即调整第二天的工作安排，在第二天上午安排不需要脑力劳动的机械性工作。
（2）熬夜时找时间睡上15~20分钟。
（3）第二天上午结束机械性工作后，中午一定要午睡。
（4）尽可能提前完成工作，第二天晚上保证充足的睡眠。

图2-2 尽可能减少熬夜伤害的4个步骤

第三章

战胜下午 2 ~ 4 点的
"睡魔时段"

15 下午 2～4 点是活动 "身体" 和 "嘴巴" 的时间

睡眠不足和意外事故往往密切相关。在此介绍两个希望大家知道的研究结果。

第一项是以 8000 名船员为对象进行的睡眠与事故相关研究。如果船上发生意外，很可能引起翻覆、海难、触礁、原油槽泄漏等重大事故。在这项调查中，有 5.5% 的人回答 "一个月有两次以上因犯困差点造成重大事故"。

根据以上数字简单计算一下可知，一个月内每 100 个船员中就有 6 个人两次因犯困差点引起重大事故。

第二项研究是在驾照考场，研究对象是几千位准备更新驾照的人。其中回答 "开车时曾经感到困意" 的人占

40.4%，回答"曾边打盹儿边开车"的人占 20.3%，回答"曾在开车时因疲劳驾驶而差点出车祸或真的出了车祸"的人占 10.4%。

也就是说，大约有 40% 的人曾在驾驶时感到困意，实际上差点酿成车祸的人也达到了 10% 左右。

一个重大事故的背后是 29 次轻微意外，一次轻微意外的背后则可能存在 300 个事故苗头，这就是著名的海因里希法则（Heinrich's law），上述研究结果正好证明了这个法则。

能应对"睡魔时段"的人，就能处理好下午的工作

图 3-1 显示的是因疲劳驾驶导致车祸的发生率和时间段。实线表示疲劳驾驶导致的车祸，虚线表示所有车祸。

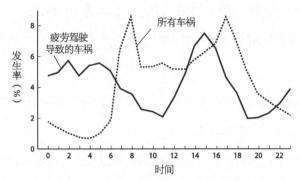

图3-1 不同时间段的疲劳驾驶车祸率

　　正如大家猜测的那样，早上和傍晚高峰时间段是最常发生车祸的时候。不过，从图3-1可知，疲劳驾驶导致的车祸最常发生的时间段不是交通高峰期，而是交通量较小的时间段。主要有两段时间：一是从半夜到次日早晨的时间段，二是下午2~4点。不只日本，其他国家也可以找到类似的报告。

　　这两个时间段可谓睡意最强的"睡魔时段"，我们一起来想一下对策吧。

　　相信很多人都会在当天早上或前一天晚上安排好当天的工作行程。不过，在安排工作任务的时候，如果能考虑到自己的"睡意"，工作效率将会得到大幅度提升。

　　首先把一天的工作分为两种：①不需要怎么动脑的单纯机械性任务；②需要大量消耗脑力的充满刺激的任务。

由于下午 2~4 点是一天当中最容易犯困的时间段，如果把机械性任务安排在此时间段的话，从工作表现的角度来说是最没有效率的日程安排。

为什么说"在公司外开会"是最佳对策？

如果你是团队领导或主管，请尽量避免将会议时间定在下午 2~ 4 点这个时间段。如果不得不在这个时间段开会，为了让参会成员保持一定的紧张感，必须花一些心思让大家积极发表意见。

最好把需要"起身走几步"的工作安排在这个时间段。坐在办公桌前盯着电脑和看文件资料这种偏向于"输入型"的工作很容易引发困意。为了避免犯困，需要在这个时间段安排能活动"身体"和"嘴巴"的工作，也就是"输出型"任务。

比如说，去打印室打印资料、离开公司跑业务、前往其他部门听意见、不坐电梯改走楼梯、站着开会等。另外，在公司外面开会、和上司或高层对话等促进紧张感的方式对驱除困意也很有效。

16 一流人士就算不困也会午睡

吃过午饭后，很容易犯困，因此会有一段时间无法集中精力工作。这是很多职场人士的烦恼。我自己也曾经好几次被这个问题击败过。

正如前文所说，人在下午 2 ~ 4 点之间很容易犯困。从医学角度看，主要有两个原因。我们必须先搞清楚这两个原因，再思考对策。

就算中午只吃八分饱，也无法阻止犯困

之前我们常说"吃饭要吃八分饱"，这是有明确依据的。人体只要一进食，具有促进清醒作用的"饥饿信号"食欲肽

（orexin）就会受到抑制。也就是说，人一吃东西，"清醒力"就会下降，变得想睡觉。

具体来说，吃东西会使血糖值上升，饥饿信号会被抑制。反过来说，在空腹状态下饥饿信号就会增加。因此，睡前如果非常饥饿的话，精神状态会越来越好，导致睡不着。

相信你也有过这样的经历：明明忙得没空吃饭，精神状态反而不错，工作进展也很顺利，很大一部分原因是饥饿信号发挥了"清醒作用"。

此外，饥饿信号有增进食欲的作用，也能促进身体消耗能量。早中晚三餐都在固定时间进食并且好好咀嚼的话，人体会分泌更多的饥饿信号。也就是说，在固定的时间用餐并好好咀嚼，可以达到减肥的效果。

即使保持稳定的生活方式，每个人在一天当中也会经历两次"犯困高峰"。最强烈的一次高峰期是清晨 2 ～ 4 点，这也是睡眠最深的时间段；第二次高峰期是下午 2 ～ 4 点之间。

除了"受进食的影响而犯困"以外，人体还无法逃脱昼夜规律的影响——每到吃完午饭后，总是会不知不觉地犯困。换言之，在下午 2 ～ 4 点这个时间段，受饭后激素均衡和昼夜规律这两个难以避免的生理现象的双重影响，人很容易产生困意。

那么，想尽力发挥高水平工作表现的职场人士应该要做的事情是：首先，为了不过度抑制饥饿信号的分泌，吃饭时要提醒自己吃"八分饱"。其次，如果无论如何都战胜不了困意的话，就鼓起勇气放下手头的工作，让身体顺从生物钟的安排，睡一小会儿。这才是最有效果的方式。

即使这样做会让人觉得工作不用心，但为了提高工作表现，请大家一定要认真考虑"上班时间睡午觉"的效果和方法。

用 25 分钟的"睡眠投资"帮助自己完全清醒

我自己是个经常午睡的人。沙发上、办公桌上、卫生间里、公交车上、医院病床上……我会选一个不被人看到的地方午睡。即使前一天晚上已经有充足的睡眠，我还是会午睡，这对我来说是每天的例行公事。

也许很多人认为"上班时间不应该睡觉"，但是我认为，让自己的身体和大脑在疲惫的状态下继续工作、导致工作表现下降才是不专业的行为。我不是因为没有做好身体管理才午睡，而是为了提高下午的工作表现才选择午睡。

午睡时请尽量把时间控制在 25 分钟以内，实际上的睡觉时间应该只有 20 分钟，剩下的 5 分钟用来恢复清醒的状态，以便尽快投入工作当中。

午睡时间一旦超过 20 分钟，大脑就会自动切换为熟睡模式，这么一来，即使睡觉了，起来之后恐怕仍会犯困。午睡时间太长也会造成生物钟的紊乱，严重的话甚至会导致生活日夜颠倒，造成更多的不良影响。

在午睡后的 5 分钟可以用冷水洗脸，或和身边的人交谈，或爬楼梯上楼，直到完全清醒为止。因此，清醒前的这 5 分钟也要算在午睡时间之内。如果是趴在桌子上午睡，可以事先准备一条湿毛巾，醒来后可以立即擦擦脸。

如果总是想着"被别人看到我午睡会不会不太好""内心总有愧疚感"的话，那么午睡的效果会受到很大的影响。只要自己知道"午睡是为了不影响下午的工作表现"，并且做好准备工作，就可以大大方方地去午睡了。

另外，前文说过"睡眠无法预先储蓄"，因此不要认为午睡可以代替晚上的睡眠。选择午睡的目的很简单，就是"通过短暂睡眠获得休息，提高下午的工作表现"。

话虽如此，要在日本的职场中午睡还需要两种勇气：一种是"中断手中工作的勇气"，一种是"不忌惮闲言碎语的勇气"。要知道，即使是那些忙得脚不沾地的人，到了下午2点左右还是会困得不行，即使是选择一边抑制困意一边工作，也只不过是在做无谓的努力和挣扎而已。

如果你是管理者，为了提高下属的工作表现，请做一个鼓励下属午睡的领导吧。

午睡超过 30 分钟反而会对工作表现产生严重负面影响

再多说一点关于午睡的方法。

前几天，我和一位每天中午都会午睡的 40 多岁男性上班族聊了聊有关午睡的话题。他的公司鼓励员工午睡，他自己为了提高下午的工作表现，也在积极地尝试在桌子上午睡的方式。

问题是，即使他有时本来只打算睡 20 分钟午觉，但最终还是忍不住睡了将近 50 分钟，而且还是同事拍他的肩膀时他才从睡梦中惊醒。他醒来之后好长一段时间都精神涣散，无法集中工作。

请再看一遍图3-2——我在第33页提到过这幅图。午睡是假寐的一种。一般来说，假寐的时间一旦超过30分钟，就很有可能进入非快速眼动睡眠期的深度睡眠阶段，也就是图3-2中的第三阶段，有时甚至会进入第四阶段的更深度睡眠状态。

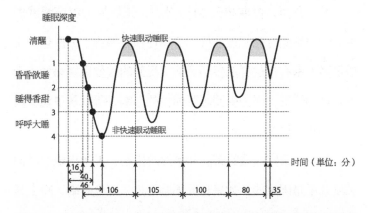

图3-2 人在睡觉时，会在快速眼动睡眠与非快速眼动睡眠间往返

一旦进入这个阶段，人就很难醒来，醒来后也会因为困意缠身而更加疲倦。这种现象被称为"睡眠惯性"。

人在睡眠中会释放各种脑电波，以频率较低的脑电波成分（慢波成分）为中心的睡眠被称为"慢波睡眠"。图3-2

中的第三和第四睡眠阶段就属于慢波睡眠，即所谓的"深度睡眠"。

一般来说，晚上睡觉时的特征是，在前 1/3 时间段内经常出现慢波，并且随着年龄的增加而逐渐减少。这和年纪越大、睡眠越浅也有很大的关系。

如果假寐能控制在 30 分钟之内，就不容易出现慢波，醒来之后也不容易陷入睡眠惯性。

另一方面，假寐超过 30 分钟后，正好处于深度睡眠的中心，如果此时忽然被吵醒，身体往往会感到十分疲惫。相信很多人都有过这样的经历。前文提到的那位男性职场人士就是这种情况，因为受到睡眠惯性的影响，所以从午睡中醒来后仍然精神涣散，无法专心工作。

此外，深度睡眠的第三和第四阶段在一天中出现的时间长度几乎是固定的，如果白天不小心进入深度睡眠，晚上睡觉时深度睡眠减少的可能性就会相应增加。

放倒公司用车的椅背呼呼大睡吧

年轻人或自认为很容易进入深度睡眠的人更要注意。年轻人从入睡到进入深度睡眠所需的时间较短，很容易才睡上30分钟就进入深度睡眠。因此，年轻人应尽量遵循"睡20分钟午觉"的原则。

另外，如果是开车四处跑业务的人，可以将汽车座椅的椅背放倒，在车内小睡20分钟。医学上已证实，这种方法的效果十分明显。不过，即使只是浅度睡眠，醒来后还是会留有一些睡眠惯性，因此醒来后请不要立即开车，最好先下车散散步或喝口饮料，等意识完全清醒后再重新上路。

17 通过喝咖啡来击退"睡魔"的方法

咖啡因消除困意的原理是什么?

众所周知,咖啡或提神饮料中含有咖啡因,具有提神醒脑、消除困意的效果。在此,基于咖啡因抑制困意的理由和影响,我会告诉大家高效利用咖啡因的方法。

第一个重点是,咖啡因可以抑制一种叫"腺苷"的物质的活动。腺苷最具代表性的作用有 5 种,如图 3-3 所示。

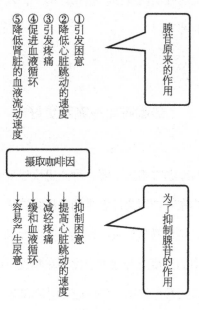

图 3-3　腺苷最具代表性的作用

首先，咖啡因能抑制腺苷"①引发困意"的作用，促使人保持清醒。咖啡因本身并不包含提神作用的物质，摄取咖啡因提神的原理是通过咖啡因来人工抑制身体产生的困意。咖啡因的作用是欺骗大脑，让大脑忽视困意。

只喝两三杯咖啡虽然不会有太大影响，但如果持续过量摄取咖啡因，会造成大脑对清醒和睡眠节奏的错乱。如果无法自然产生困意，就有可能演变成失眠症。

为了防止这种情况发生，在此介绍一下几个摄取咖啡因时需要注意的地方。

热咖啡比冷咖啡更好

热咖啡和冷咖啡相比，哪一种能更快显现咖啡因的效果呢？答案是热咖啡。因为冷咖啡的低温会造成小肠黏膜和毛细血管收缩，延缓身体对咖啡因的吸收。而且，冷咖啡的咖啡因在血液中的浓度上升速度也比热咖啡慢。因此，如果希望咖啡因能尽快发挥作用，建议选择喝热咖啡。

在9点、12点、下午3点喝的3杯咖啡效果最好

对身体健康的人来说，血液中的咖啡因效果减弱的时间，也就是浓度减少到最高数值一半时所需的时间（半衰期），是 2.5~4.5 小时。不过，半衰期的时间也会随着年龄和身体状况而发生变化。身体健康的年轻人可能会提早到 1~2 小时，

而吸收速度较慢的高龄者则需要 4~5 小时。

由此可知，与其狂饮咖啡，不如等到咖啡因在血液中的浓度降低时再喝，这样效率才高。

顺便问一句，为什么人在摄取咖啡因后会频繁出现尿意呢？

尿液由肾脏制造，图 3-3 提到腺苷的"⑤降低肾脏的血液流动速度"作用在摄取咖啡因后受到了抑制，因此，流向肾脏的血液随之增加。血液不断流向肾脏，肾脏便不断制造出新的尿液，从而使人频繁出现尿意。

也就是说，睡前摄取咖啡因除了会抑制困意之外，人睡着之后还会增加当事人起床如厕的次数，进一步降低了睡眠品质。

除此之外，咖啡因还会促进肠胃蠕动，容易引起腹痛和腹泻。肠胃不好的人最好避免摄取过量的咖啡因。

你应该听说过咖啡因有"强心作用"吧？这和腺苷的"②降低心脏跳动的速度"作用有关。在摄取咖啡因后，这个作用会遭到抑制，能加快心脏跳动的速度。在这种强心作用的影响下，不仅人的心跳会加快，而且血管会收缩，血压也有可能会上升。有些人喝了太多咖啡后会心悸，就是因为咖啡因的强心作用。

另外需要注意的是，患有恐慌症、焦虑症以及容易紧张的人，如果摄取过量咖啡因，很可能会引发心悸和心跳加速的症状。

改善下午工作表现的饮料排行榜

那么，摄取咖啡因和前文提到的 20 分钟午睡，哪一种的提神效果更好呢？曾经有人做过一个耐人寻味的实验，实验结果发现午睡的效果获得压倒性胜利。所以一定要记住，午睡比咖啡因更能消除困意。

另外，各种提神饮料的咖啡因含量如表 3-1 所示，可供参考。

表 3-1　咖啡因含量排行榜

	咖啡因含量 （每 100ml 内含）
巧口可乐（巧克力）	200mg
玉露	160mg
咖啡	60mg
力保健	50mg
优凯	约 50mg

	咖啡因含量 （每 100ml 内含）
红牛	约 32mg
抹茶	32mg
红茶	30mg
可可	30mg
煎茶	20mg
乌龙茶	20mg
玄米茶	10mg
番茶	10mg

注：本表为作者根据日本文部科学省的"日本食品标准成分表"修改而成。

第四章

前一天晚上养成的习惯，能够帮助第二天获得最佳的工作表现

不影响夜晚好眠的
"收尾"和"夜宵"

聚餐喝酒后想吃拉面的科学依据

很多人喝完酒之后食欲大增，聚餐后经常忍不住想吃点东西做个"收尾"，比如最好能吃上一碗热腾腾的拉面。我非常能理解这种感受。

话说回来，为什么很多人喝完酒之后总会变得想吃拉面呢？

这和我们的生理机制有密切的联系。酒一下肚，肝脏就开始分解酒精，而分解过程需要消耗血液中的糖分，血糖值一降低，人就会有空腹感。

如果只是想提高血糖值，可以吃大福麻薯或糖果等甜食。不过，肝脏在分解酒精时消耗的不仅有葡萄糖，还有钾、钠、氨基酸、锌、维生素等各种营养成分。而拉面尤其是骨汤面和海鲜汤面正好富含这些物质，于是身体自然而然就渴望吃一碗拉面，补充消耗掉的营养成分。

此外，收尾的这碗拉面还默默承担着职场人士"社交属性"的任务。只要你知道哪家店的拉面好吃，同事自然就会对你刮目相看。原本人数众多的聚餐在转移到拉面店后，也创造了和少数人推心置腹交谈的机会。当然，也有人习惯在每次聚餐结束后，独自一个人前往固定的拉面店，待在熟悉的老地方思考聚会时提及的内容。

不过，聚会完能不能吃这碗拉面，可是影响着第二天的工作表现哦。我想从 3 个方面探讨一下深夜进食对睡眠造成的影响，以及给身体带来的负担。

对睡眠造成不良影响的两种"深夜饮食病"

为了消化食物，胃液中含有强烈的胃酸。如果胃酸从食道逆流，则会引起食道发炎，从而引发我们常说的"逆流性食道炎"。最典型的症状是胃酸从胃里涌上来，导致烧心、吐酸水。而深夜进食正是促进胃酸分泌、引起逆流性食道炎的原因之一。

食道和胃不同，受到黏膜保护的作用较小，因此被胃酸侵蚀后，很容易引起胸闷、胸痛等症状。大约有一成的日本人患有逆流性食道炎。

食道与胃的分界处有一块名叫"下食道括约肌"的肌肉，平时就靠这块肌肉的紧缩来防止胃液逆流进食道。然而，吃了过多含有脂肪成分的食物之后，下食道括约肌会变得松弛，无法阻挡逆流的胃液，从而会引发食道炎。

聚完餐又去吃了一顿拉面之后，回到家直接躺上床睡觉的话，胃酸便会逆流到食道，从而引起烧心、吐酸水等症状。

另外，饮食过量、吃饭时弯腰驼背姿势不良、腰带勒得过紧、体型过于肥胖等都会加重对腹部的压力，成为引发胃酸逆流的原因。顺便说一句，趴着睡觉会对胃部造成更大的压迫。

饮食过量、腹部鼓胀、烧心、吐酸水等逆流性食道炎的症状肯定会降低睡眠品质。从医学案例来看，患有逆流性食道炎的病人中，约有半数同时患有某种睡眠障碍。由此可知，逆流性食道炎和睡眠障碍之间有一定程度的关联。

吃完晚餐的时间一定要比入睡时间早 3 小时以上

吃完立刻躺上床睡觉会加重胃、大肠和小肠等消化器官的负担。除此之外，睡觉时脉搏与血压下降，流向消化器官的血液受到抑制，肠胃的蠕动也会变得迟钝。

为了第二天能有出色的工作表现，入睡前 3 小时最好不要吃东西，吃的食物也要尽量清淡，最好吃八分饱。如此一来，消化能力增强，又能控制热量的摄取，保证工作表现的同时还能帮助减肥。

只要有"这个"就能满足口腹之欲

相信一定有人觉得空着肚子睡不着觉，所以睡前无论如何都得吃点东西填饱肚子。如果非吃不可的话，建议吃一些脂肪含量低的食物，比如酸奶、热牛奶、粥、香蕉等。这些都是容易消化吸收，而且也不用花太多时间准备的东西。

睡觉前绝对不能吃的是拉面、日式牛肉盖饭和点心这种脂肪含量高的食物。另外，像咖喱这种加入太多香辛料、味道比较刺激的食物也是需要忌口的东西。这些都会给消化器官带来负担，影响睡眠。

深夜加班时建议"分食"

相信有一些人工作非常忙碌，甚至不能准点吃饭。如果是这种情况，我建议将一餐分成两次吃，即"分食"。当发现自己某天要加班到很晚的时候，就提前定个时间吃点简单的东西垫垫肚子。这样一来，午饭和晚饭之间的间隔才不会太长，能有效避免晚上因太饿而暴饮暴食。图 4-1 所示是我在某一天的"分食"时间表。

```
12:00    吃午饭
17:00    在办公桌前吃饭团、杏仁果、芝士（这些食物可以单手
拿着，无须离开办公桌）
21:00    吃芝士、酸奶、香蕉和蔬果汁（走路去便利店买这些食物，
顺便转换一下心情）
23:00    下班
24:00    喝一杯热牛奶
01:00    睡觉
```

图 4-1　笔者某一天的"分食"时间表

就我自己而言，如果发现当天需要工作到 23 点，而且
忙得吃不了晚饭时，就会像图 4-1 一样"分食"。

每天都这么做的话肯定会出问题，但如果为了避免由空
腹和低血糖造成工作状态不佳的话，偶尔还是可以尝试一下。

如果加班到 23 点之后才吃晚饭，不但会对肠胃造成负担，
还有可能引起逆流性食道炎，影响睡眠。而且，由于饱腹感
会残留到第二天早上，所以还会影响第二天吃早饭的食欲。
一顿迟来的晚饭需要付出这么多代价！

不用勉强自己，也能戒掉"收尾"的拉面

深夜暴饮暴食或吃夜宵的行为，就如同鞭打已经休息的内脏工作一样残酷。相信大家多多少少都能想到这一点吧。

话虽如此，要拒绝拉面的诱惑可不是一件简单的事。为了解决这个苦恼，我推荐首先从"三回选一回"的原则开始，也就是给自己定一个规则：三次聚餐后只能吃一次拉面。只要事先决定好，就不用每次都拼命忍耐，相对而言心理上会比较轻松。

渐渐地，你会发现，与吃拉面收尾的那次比起来，没吃的那两次在第二天的身体状况明显更好。于是"三选一"变成了"四选一"，甚至变成了"五选一"，最后自然而然就会不再被拉面诱惑了。

为了让自己第二天能在一个神清气爽的状态下保持清醒，首先请在力所能及的范围内改变自己在晚上的饮食习惯吧。

19　如何应对宿醉？

虽然经常听说年轻人不爱参加聚餐，但是对于当下的职场人士来说，聚餐仍然是一项不可或缺的娱乐活动。

然而，再嗜酒如命的人也想避免宿醉问题。身为职场人士，相信每个人都不愿意看到自己因为宿醉而导致第二天的工作表现失常。

我并不是在劝说大家远离聚餐，而是想告诉大家，只要花点心思就能避免影响第二天的工作状态。

先喝碳酸饮料可以避免宿醉

在喝酒的时候，不忘记喝水是一个有效避免宿醉的方法。

喝威士忌或伏特加等烈性酒时，别忘了点一杯和它们一起搭着卖的"chaser"（指冲淡口腔中烈性酒的水、碳酸饮料或酒精度数较低的酒）。总之，不管点什么酒，都要养成同时点一杯"chaser"的习惯。

喝酒的同时喝水有以下 3 个好处：

（1）降低血液中的酒精浓度，醒酒快。

（2）适时补给因酒精利尿作用造成的水分流失。

（3）冲掉残留在口腔中的酒精成分，保持口腔清爽。

日本人在聚餐喝酒的时候，喜欢说"先给我来杯啤酒"，以后请把这句话换成"先来杯水"吧。如果肾脏没有什么大问题，那么喝多少酒就喝多少"chaser"吧。

有时会特别容易喝醉和宿醉

有时候明明只喝了和往常差不多的酒，第二天却宿醉了。这是因为喝酒当天身心都非常疲累。

肝脏分解酒精的步骤如下：首先会用醇脱氢酶（Alcoholdehydrogenase，简称 ADH）和其他酵素将酒精分解成乙醇。而乙醇不仅是造成宿醉的有害物质，还会引发面色潮红、心悸、恶心想吐、头痛等症状。

然后，在肝脏的醇脱氢酶作用下，乙醇被分解成无害的乙酸。乙酸通过血液被带往全身，最后被分解成水和二氧化碳，成为汗水、尿液或通过呼气排出体外。也正因如此，喝酒后才会容易散发酒臭。

肝脏功能衰弱时，这一连串的酒精分解作用会进行得比较迟缓。肉体疲劳时，肝脏也毫无疑问会跟着疲劳。暴饮暴食、睡眠不足、压力过大、过度劳累等日常生活中的任何一个习惯都会造成肝脏疲劳。

功能衰弱的肝脏无法彻底达到"解毒"的功能，即无法顺利代谢体内存留的有害物质，这样会使毒素容易累积在体内。

而且，与腹部多个主要脏器相连的肝脏一旦功能衰退，将很容易导致全身疲劳。尤其是睡眠不足、正在生病或大病初愈时，肝脏始终处于疲累的状态。另外，出差回来、跑完一整天的业务或剧烈运动后也会增加肝脏的负担。

肝脏是平时就很忙碌的器官——既要忙代谢又要忙排毒。日常工作忙得不可开交，若再加上睡眠不足或生病的影响，那就让肝脏更来不及排除体内陈旧的物质，肝脏的负担自然也会越来越重。这就是肝脏功能衰退的原因。

除此之外，如果因为压力造成交感神经处于紧张状态的话，负责运作肝脏等内脏的副交感神经也会无法顺利运行，肝脏会陷入混乱状态，难以实现正常的功能。这是造成肝功能衰退的原因。因此，原则上，当疲惫或睡眠不足时，严禁喝太多酒。

运动饮料和糖分能迅速帮人恢复清醒

严重宿醉时，往往一天就被浪费掉了。然而，即使严重宿醉，也还有可以努力做到的事。首先，起床后要喝运动饮料补充水分。因为宿醉会造成体内的水分流失，身体会进入轻微的脱水状态。

比起普通的水，我建议喝一些身体更容易吸收的运动饮料。咖啡和茶要少喝，因为它们含有利尿的咖啡因，喝了之后会把好不容易补充的水分又排出体外。

除此之外，还应积极补充糖分，因为糖分有利于分解乙醇。宿醉时食欲减退，内脏也容易超负荷工作，因此建议吃苹果、香蕉、果冻、白粥等对胃负担较小的食物。

至于一些从星期五晚上喝到星期六、整个休息日都在宿醉的人，最好是安安静静地休息，什么都别做。这时的重点是平躺，让身体与心脏保持同一高度。因为负责代谢酒精的内脏器官是肝脏，所以这样做能使代谢所需的血液更快地集中到肝脏。此外，暂时不要做一些会大量流汗的运动或泡澡，以免加重脱水症状。

[20]　必须立刻戒除的睡前坏习惯

以下 5 点是职场人士容易犯的睡前坏习惯：

（1）躺在床上玩手机。

（2）睡前摄取咖啡因。

（3）在回家的车上不小心睡着。

（4）到家前顺路去便利店。

（5）晚上暴饮暴食。

这 5 个坏习惯早已在不知不觉间融入职场人士的生活中，很难在短期内改变。我们一起来思考一下这 5 个坏习惯对睡眠的不良影响，以及应该采取的对策。

洗完澡犯困的话意味着你不能再玩手机了

就像大家常常说的那样，智能手机的蓝光对睡眠有影响。如果晚上一直置身于含有大量蓝色波长（460~470 nm）的环境下，会抑制能引发困意的褪黑激素的分泌，还会抑制体温下降。

需要注意的是，一出现困意就不能再玩手机了。如果执意忽视困意也要继续玩手机的话，不仅会受蓝光刺激，还会受到信息和新闻内容的刺激，精神也会越来越亢奋。最理想的做法是睡前两小时不再玩手机了。

近来，甚至有专家指出，蓝光的光能比较大，可能会造成眼睛看不清东西，即"黄斑病变"。

下午 5 点前喝的咖啡和下午 5 点后喝的咖啡

相信有很多人都爱喝咖啡，而咖啡的提神作用我已经在前文介绍过了。睡觉之前喝咖啡的话，毫无疑问会对睡眠造成影响。

身体摄取咖啡因之后，一般需要花费 2.5~4.5 小时，血液中的咖啡因浓度才会变淡。不过，具体时间长度因人而异。建议大家给自己制定一个喝咖啡的时间规则，比如"傍晚 5 点之后不再喝咖啡"等。

如果非常喜欢喝咖啡，傍晚之后无论如何都想喝的话，不妨试试不含咖啡因的咖啡。我自己就非常爱喝咖啡，也尝试过各种各样的无咖啡因咖啡，风味和苦涩感确实不如一般咖啡，但是不会影响晚上的睡眠。一想到这个优点，我就能接受不含咖啡因的咖啡了。

加班之后不要顺路去便利店

便利店的灯光非常明亮，亮度通常超过 2500 勒克斯（照明单位）。下班回家途中或睡觉前如果去家附近的便利店买东西的话，会受到店内明亮光线的刺激，可能会导致褪黑素不分泌，因而延缓入睡时间。

尤其是站在店内阅读杂志时，很容易一不小心就会待很久，会同时受到光线和杂志内容的刺激，使大脑变得清醒。因此，请尽量避免晚上去便利店。

而且，便利店里还有一些美食的诱惑，这些令人嘴馋的食物和刺激大脑的杂志会打乱回到家后的生活节奏。如果你是一个下班后没什么东西要买也要去便利店闲逛的人，为了获得高质量的睡眠，请尽量克服这个习惯。

在公交或地铁上"不小心睡着"的话，会破坏好眠策略

精疲力竭地踏进公交或地铁后，很容易在车上睡着。如果运气好有座位，那会更容易呼呼大睡。

然而，请尽量避免这种行为。

一旦在回家的路上熟睡的话，回到家后往往会辗转难眠。如此一来，睡眠节奏会被打乱，第二天早上起床时头脑容易不清醒，容易在上班的路上打瞌睡，进而导致一身疲惫地开始工作这样的恶性循环。因此，就算在回家的路上很困，也尽量不要在车上睡着，这样才能提高夜晚的睡眠品质。

而且，在公交或地铁上不小心睡着后，很容易张开嘴巴

睡得不省人事，往往会睡到终点站，被乘务员叫醒后才意识到自己睡过头了。也就是说，这样睡着后容易遇到丢东西、坐过站后不得不打车回家等情况，增加自己的经济负担。

"睡眠不足的人容易变胖"是真的吗？

一般来说，晚饭和夜宵吃太多容易导致肥胖是众所周知的常识。不过，也有研究表明失眠和肥胖之间也有联系。

以健康的成年男性为对象，调查"睡眠时间"和"与食欲相关的激素"之间的关系时发现，睡眠时间越短，抑制食欲的激素"瘦蛋白"（leptin）分泌得越少，促进食欲的激素"食欲刺激素"（ghrelin）就分泌得越多。

抑制食欲的瘦蛋白如果分泌失衡的话，人容易吃得太多和摄取过多的脂肪。而食欲刺激素和瘦蛋白相反，是一种会促进食欲的激素，食欲刺激素分泌得越多，人就越想吃东西。

换句话说，当睡眠时间太短导致睡眠不足时，大脑抑制食欲的机制就会失去控制，食欲会暴增，最终导致肥胖。

听到我这么说之后，也许会有人疑惑："清醒的时间更长的话，消耗的热量也会增加，反而不容易发胖吧？"关于这一点，请好好思考一下：持续性的睡眠不足会使人在白天精神萎靡，懒得行动，身体的活动量自然会降低。在激素失调和白天活动量降低的双重打击下，身体只会更容易发胖。

此外，众所周知，人一发胖之后，就容易患上"睡眠呼吸暂停综合征"。这是一种睡觉时会暂时性停止呼吸的疾病，据说原因之一是肥胖导致脖子周围囤积过多脂肪，因而导致空气不易通过气管。

睡觉时呼吸停止后会导致人睡得不踏实、睡眠品质变差，时间久了还可能恶化成失眠症。

如果你也发现自己有以上 5 个坏习惯，不需要一口气全改掉，一个一个、一点一点慢慢改变即可。

21　消除“睡了跟没睡一样”的感觉、摆脱夏季倦怠的睡眠方法

　　为什么夏天的早上经常有“睡了跟没睡一样”“无法消除身体疲劳”的不舒适感呢？让我们分别从入睡时和睡觉时这两个阶段来分析一下。

“夏天太热了，冲个澡吧”的想法是一个陷阱

　　夏天天气炎热，很多人选择只淋浴不泡澡，但是，夏天最好也能泡澡。

　　如前文所说，体温的变化和困意的产生密不可分。体温一下降，困意自然就会降临。泡热水澡可以提高一些体温，走出浴室后体温开始逐渐下降，这样的体温变化正好可以为

我们带来舒适的深度睡眠。

另外，夏天房间里的空调温度可能过低，人在夏天也会忍不住吃很多冰冷的饮料或食物。因此即使仍是白天，身体也容易出现体温过低的情况。原本就容易手脚冰冷的女性在夏天往往特别不舒服。

手脚冰冷最大的问题就是血液循环不畅。如果能泡个热水澡，身体暖和了，血管也会跟着扩张。而且，水压能够提高心肺机能，可以有效改善血液循环。

在炎热的夏天，气温急速上升后，人待在室内的时间比待在室外的时间多很多，从而容易导致运动不足。此时如果吹太久空调，就会导致汗腺作用迟缓，很多人因此无法顺利通过排汗来调节体温。这时候，只要泡个热水澡，提高一下体温，多流一些汗，就能恢复正常的新陈代谢。

不过要注意的是，如果泡澡水过热，会刺激交感神经，反而不容易产生困意。把水温调整在39°C左右，泡10分钟即可。

另外，也要注意浴室灯光的强弱。进入眼中的光线越少，睡眠激素的褪黑激素分泌得就越多。如果浴室外的更衣室已经开了灯，那么可以直接关掉浴室的电灯，这样不仅可以提高入睡效果，还能够享受到间接照明的氛围。

"空调开一夜"是早上起不来的原因

睡着的时候，人会产生"翻身"的生理现象。翻身是为了分散床上用品带给身体的压力，还能促进血液循环。另外，翻身还能让一直贴在床上的背部散发热气，消除不适感。

尤其是夏季酷暑的夜晚，直接接触床单的身体部位的温度和湿度都比其他季节高，因此翻身的次数也会随之增加。频繁的翻身会在不知不觉中影响睡眠，降低睡眠品质。

于是，很多人认为只要开着空调，调节好室内温度就可以了。然而，如果只是将室温设置在一定温度的话，反而可能会产生反面效果，导致睡眠品质更差。

睡觉时，人的体温通常比平常更低。这是因为睡觉时身体抑制了代谢，体温自然会下降。一般来说，当睡到凌晨4点左右的时候，体温大概会下降1°C。然后，身体为了给清醒做准备，体温又开始缓缓上升。

这时候，如果室内的温度过低，很可能会影响体温上升。

当然，如果空调能通过感应体温而自动调节温度的话，那自然对体温和睡眠不会造成什么影响。但现实中，一旦彻夜开空调，很容易导致房间一直处于温度过低的状态，从而影响体温上升到合适的温度，最终打乱身体清醒的节奏。

睡不着不是因为热，而是因为闷

此时，比起控制温度，控制身体周围的湿度才是一个更有效的对策。比如说，可以抱着枕头侧睡，解放紧贴床铺的背部；或者选择亲肤性高、具有吸汗效果的睡衣等。这些都是很有效的方法。

一般来说，质量好的睡衣应该具备优良的吸汗效果和透气性，这样就能吸收多余的汗水、散发闷热的蒸汽、降低体温，从而提高睡眠品质。

从睡衣的材质来看，最好选择具有良好吸湿和亲肤性的棉质布料。比起丝质睡衣，棉质睡衣更便宜，扔进洗衣机里洗也不心疼。很多人习惯穿背心短裤睡觉，但如果有手脚冰冷的毛病，而且睡相不好容易蹬被子的话，建议最好不要穿得太少。

另外，换睡衣这件事能让大脑切换成睡眠模式，换句话说，换睡衣是入睡的一种仪式。因此，比起穿着家居服躺在床上，更建议换好睡衣以后再上床睡觉。

避免夏季倦怠的"电风扇"使用方法

在炎热的夜晚吹着电风扇睡觉的人应该不在少数吧？电风扇吹来的适度凉风可以促进汗水的蒸发，降低体温，为大家带来良好的睡眠。而且，电风扇消耗的电量只有空调的1/20，是既省钱又环保的家用电器。

不过，如果电风扇一直对着身体某个部位吹的话，会使那个部位的体温过低，进一步加重手脚冰凉的情况，甚至会引发腹痛。为了避免这种情况，可以多加利用电风扇的摇头和定时功能，并且调整好摆放的位置，让电风扇从离身体较远的地方吹出柔和舒适的凉风。

另外，还可以买一些市面上随处可见的退热贴，贴在额头上或者身体上。虽然不太能降低身体温度，但冰冰凉凉的触感很舒服，在一定程度上可以帮助入睡。总之，不要过于依赖空调，花点心思多用其他方式来度过炎热的夏夜吧。

睡觉时把小腿垫高可以消除水肿

在外站着工作一天，或一整天都坐在办公桌前的话，腿部经常会出现水肿的现象。尤其是女性，很容易因为腿部水肿而苦恼。

大腿和小腿水肿的主要原因有两个。首先，腿是离心脏最远的部位，血液循环容易变差。其次，持续久站或坐在办公桌前太久的话，重力作用会导致体内水分往下半身集中。

其实，小腿具有把血液往上推的作用，因此也被称为"第二心脏"。不过，如果一整天都维持同样的姿势的话，小腿就没办法发挥这种作用，从而导致腿部水分（淋巴液等）循环不良，本该循环的水分滞留在腿部，造成水肿。

而睡觉时腿部的高度几乎和心脏等高，而且比起坐姿或站姿，平躺时血液更容易返回心脏。因此，可以说，保证充足的睡眠时间能够促进血液循环，消除水肿。

当水肿非常严重的时候，可以稍微抬高腿部睡觉。比如，可以在小腿下面垫一块毛巾，让脚部抬高。不过要注意的是，垫高 10 厘米左右即可，太高的话对心脏也会造成负担。

　　另外，小腿肌肉不足也是造成腿部水肿的原因，因此，建议白天尽可能多走、多爬楼梯，让小腿多活动活动。

22　不再担心时差！
出国前做好安心出差的准备

　　经常到海外出差的职场人士最苦恼的一个问题莫过于
"时差"。明明为国外客户精心准备了万全的资料，结果由
于时差而导致表现不佳，那可真是太可惜了。商场上的某个
瞬间都可能成为决定胜负的关键，对方不可能等到你消除时
差后再跟你谈合作。因此，为了提高自己在国外的工作表现，
必须要战胜时差问题。

　　比如，9 月 1 日中午 12 点从日本东京前往美国纽约出差，
两地时差为 14 小时，飞行时间约为 13 小时。

　　飞了 13 个小时之后，抵达纽约时的当地时间是 9 月 1
日上午 11 点，换算成日本时间的话则是 9 月 2 日凌晨 1 点。

如果人在日本的话，这个点正是睡得香甜的时候。但是，纽约这边却是临近中午，还能看到阳光正照射在摩天大楼上。明明大脑和身体都疲惫得不行，却不得不适应当地的时间。

去美国就早睡早起，去欧洲就晚睡晚起

时差引起的困意在医学上被称为"时差障碍"。国际上的诊断标准有以下3点：

（1）坐飞机前往至少有3小时时差的地方去旅行时，出现失眠和过眠症状。

（2）旅行后1~2天内，白天出现身心机能衰退、全身倦怠和肠胃失调等生理症状。

（3）产生的睡眠障碍无法用其他睡眠障碍和内科、精神科的病症以及药物作用来解释。

此外，一般来说，时差症状的表现如下：

（1）白天犯困、身心疲累、无精打采、失眠、头昏脑胀。

（2）在前往有3小时以上时差的国家或地区旅行时特别容易发生这种情况。

（3）搭乘由西往东的飞机时症状会加强。

从生物学角度来思考人体机制的话，产生时差也是无可奈何的事情。从日本往东飞，比如飞去纽约时，人的生物钟还停留在日本时区。明明是纽约时间的白天，身体却像还在日本一样，出现深层体温下降、进入昏暗场所时分泌褪黑激素等生理现象，为进入睡眠状态做准备。不仅如此，心跳和血压也会降低，大脑和身体同时准备进入睡眠。

而到了纽约时间的夜晚，因为此时日本时间已经是白天，所以受到生物钟的影响，深层体温开始上升，褪黑激素也不再分泌，身体准备进入活动状态。以上就是人体出现时差时的状态。

旅行前一旦睡眠不足，时差引起的睡眠障碍往往会更加严重。因此，在出发前往国外旅行前，一定要保证充足的睡眠时间。

另外，如果前往美国等需要往东走的国家，最好在出发的前几天就慢慢提早入睡和起床的时间，让身体逐渐适应当地的作息。相反，如果前往欧洲等需要往西走的国家，可以渐渐延后入睡和起床时间，预先做好应对时差的准备。

两三天的短期出差请严格保持本国时间

如果只是在当地滞留两三天的话，就不要勉强自己配合当地时间，而是尽量在相当于本国夜晚的时间睡觉，保持在本国时的生活节奏，这样会更加轻松一些。

如果抵达国外时正好是白天，而且困到不行的话，小睡两三个小时就能看到效果。不过这时如果睡得太久，会影响晚上的睡眠。

到了该起床的时候，即使再困也要努力保持清醒。睡醒后，可以走出门沐浴一下阳光，这样有助于调节体内的生物钟。

第五章

通过"睡眠自我分析"
获得最佳睡眠

23 通过"睡眠记录"
找到自己专属的最佳睡眠时间

睡眠可视化可以解决所有问题

在本书第 25 页，我基于医学数据向大家说明了"最佳睡眠时间"。不过，即使我不提供医学数据，大家也应该明白这个道理。

每个人都是独一无二的，生活方式、工作难度和烦恼都不一样，同时，每个人的睡眠环境、床的硬度、枕头的高度以及卧室的噪声、温度、湿度、是否有人同床共枕等条件也都不同，而这些条件对睡眠的质量和时间长度都有很大的影响。也就是说，睡眠是最该追求量身打造的生活习惯。

到第四章为止，我解释了高质量睡眠的种种条件。不过，接下来要说的内容，可就因人而异了——专属于你自己的最佳睡眠形式，只有自己才能发现。为了帮助自己找到专属的"正确答案"，最有效的工具就是做"睡眠记录"。你应该听说过一种叫"减肥记录"（recording diet）的方法吧？做法是像写日记一样，把自己吃过的东西记录下来，将所有的饮食生活展现在眼前，由此引导自己养成正确的饮食习惯。比起饮食习惯，睡眠习惯更是因人而异，和每个人生活环境密切相关。正因如此，记录睡眠的意义也就更大。

　　由于每天的身心状态和天气等因素都会大大影响睡眠品质，所以为了掌握自己的睡眠特征，需要每隔一段时间就回顾之前的记录，这样做能更进一步了解自己的睡眠习惯。

　　"现代管理学之父"彼得·德鲁克曾说过："重要的不是找到正确答案，而是找到正确的问题。"无论是工作还是睡眠，不分析原因就无法找到解决方法。因此，请大家首先找到自己的睡眠问题，然后再考虑改善睡眠吧。

只需要 3 天的睡眠记录，就可以找到你的睡眠问题

睡眠记录包括入睡时间和起床时间，以及由此推出的睡眠时间和睡眠效率，还包括睡醒时的感觉和当天的工作表现。

睡醒时的感觉凭主观记录就可以。醒来时感觉不太舒服就记成"×"，觉得状态不错就记成"√"，觉得有点疲累就记成"△"。由于持续记录才有意义，为了让自己不嫌麻烦，内容可以尽量简单一些，一天花上 3 分钟做个记录即可。

然后，在符号旁边写下有关工作和身体状况的备注或感想。可以写一写当天觉察到的身体状态，只言片语即可。比如"睡眠不足，迟到了""腿没有浮肿，成功和客户签约""开会时想睡觉，排便顺畅"等。

其实记录下这些就已经够了。不过，如果想记录下更详细的数据资料，可以以以下 3 点为中心：

（1）白天的困意和疲惫程度（大脑昏昏沉沉、打哈欠、眼睛疲劳、全身乏力等）。

（2）注意力下降的程度（大脑转不过弯来、做事无法

坚持到底、容易忘事等）。

（3）身体疲劳的残留程度（肩膀僵硬、头痛、腰痛、眼皮跳动等）。

表 5-1 是某人 3 天的睡眠记录。睡了 8.5 小时那天，第二天还是残留一些倦怠感；睡了 6 小时 15 分钟那天，第二天白天容易打瞌睡；睡了 7.5 小时那天的工作表现不错。

表 5-1 某人 3 天的睡眠记录

日期	入睡时间	起床时间	睡眠时间	睡醒时的感觉	白天的工作表现
○月○日	22:30	06:00	7.5小时	○	下午也很清醒
○月○日	24:00	06:15	6小时15分钟	△	开会时打瞌睡
○月○日	22:00	06:30	8.5小时	△	有点累

当然，只看这三天的数据资料无法断言什么，不过，像这样的数据只要收集得足够多，就能发现自己的睡眠倾向，更容易得出"原来 7.5 小时是我的最佳睡眠时间呀"这样的结论。

如果能进一步详细记录当天有没有运动、饮食内容等信息，睡眠记录的准确度会大大提升。但是，有可能记着记着就会觉得麻烦，甚至因此放弃记录。因此，刚开始只需做一些简单的记录，只要能了解睡眠习惯就行。

从"醒来时的感觉"和"入睡时间"
就能看出睡眠状态

只要一直持续记录睡眠状态，就能得知各种身体情况。

比如说，如果发现自己在"睡醒时的感觉"一栏连续 3 天打"×"，那么就可以立即查看这 3 天的睡眠效率和入睡时间，然后将这 3 天和连续打"√"时做比较。仅仅做到这点，就能在一定程度上找到专属于自己的最佳入睡时间。

另外，也可以做一个"我在某个时间点的入睡效果最好"的假设，然后根据数据结果验证这个假设。反复验证多次以后，一定能找到专属于你自己的最佳入睡时间。

确保"不会搞垮身体"的最低限度的睡眠时间

　　只要坚持做一段时间的睡眠记录就会知道睡眠和工作表现的关联，然后会瞬间提高对睡眠的重视。紧接着，一些原本没意识到的问题会一一浮现在眼前，光是发现这些问题就很有意义。

　　如果持续记录一个月的话，还可以看出自己究竟牺牲了多少睡眠，然后会发现一个"再继续牺牲下去的话，工作表现会变差，身体也会被搞垮"的临界点。

　　另外，将自己的睡眠时长和平均睡眠时长进行比较，也能轻易看出累积了多少"睡眠负债"，马上就能判断出自己从第二天开始该睡多久才能"还债"。如果真的饱受失眠之苦而去看专业的医生时，也可以带着这份睡眠记录，这样能帮助医生做出更准确的诊断和建议，自己也更容易接受医生的治疗。

　　也许有很多人一听到"睡眠记录"就会觉得麻烦。记录爬上床的时间比较容易，但是记录入睡时间就比较难了，因为那时候可能已经困到意识模糊，很难做记录。

对此，我的做法是：感觉眼睛快睁不开时立刻看一眼时钟，确认好时间之后再闭上眼睛入睡。第二天醒来后，马上记下昨天睡前看到的时间点。即使产生几分钟的误差，那也是没办法的事，记录没必要精准到几分几秒。

24　推荐一个回家后再做也不迟的好眠策略——"入睡仪式"

"入睡安排"能自然而然助你好眠

在睡眠记录里加入"入睡安排"可以进一步提高这份记录的精确度。打个比方，在生产管理现场，前一个步骤的完成程度决定着后一个步骤，我们的日常生活也是这样，良好的睡眠习惯应该从睡前开始培养。

具体来说，以下这些都可以加入睡眠记录：晚饭时间和内容、运动时间和强度、摄取咖啡因的时间和分量、泡澡或淋浴的时间、睡前的放松行动等。同样，这些也无须写得太详细，毕竟这样做的目的只是让自己明白"睡前做哪些事情有助于睡眠"。

表5-2对表5-1做了补充，分别加入了睡觉前和睡觉后的行程。记录好与睡眠有关的日程安排后，可以更清楚地展现睡眠习惯。

表5-2　让睡眠习惯可视化

日期	入睡时间	起床时间	睡眠时间	清醒时的感觉	白天的工作表现	前一天睡觉时的行动	起床前的行动
○月○日	22:30	06:00	7.5小时	○	下午也很清醒	傍晚散步	一觉好眠到天亮
○月○日	24:00	06:15	6小时15分钟	△	开会时打瞌睡	晚上10点喝了咖啡	快天亮时去上了厕所
○月○日	22:00	06:30	8.5小时	△	有点累	聚餐时喝多了	睡了回笼觉

只要找到自己在"一觉好眠"前做了哪些事，就可以尝试将这一连串的行动作为"入睡仪式"固定下来，养成习惯，这样就能帮助自己睡个好觉。每个成年人在睡个好觉前，肯定下意识地做过一些帮助入眠的事，而通过睡眠记录，可以将这些行动整理出来。

从医学角度来说，这种"入睡仪式"可以增强副交感神经的作用，有助于放松身心。不过，没必要过于纠结一般性的说法，具体的"入睡仪式"肯定是因人而异的，希望大家能尽快找出帮助自己睡个好觉的黄金法则。

笔者每晚都在实践的"夜晚的习惯"

- 运动：6：00 ～ 6：30
- 白天：工作
- 晚饭：18：30 ～ 19：30
（晚上7：30之后不摄取咖啡因）
- 入浴：20：00 ～ 20：30
- 看电视、阅读、其他：21：00 ～ 21：45
（只留10分钟来查看工作邮件）
- 关灯：22：00
（只留下走廊上的暖色系照明，关掉其他电灯）
- 刷牙、上厕所
（不开浴室的电灯）
- 喝温开水→确认门窗是否关好→换睡衣→上床

图 5-1　引导笔者一夜好眠的"入睡仪式"

顺便说一下，喝杯温开水和检查门窗是否关好是我结束一天的仪式，然后我会给自己"该睡觉了"的心理暗示。温开水能让身体内部温暖起来，也有引发困意的作用。

图 5-1 是我的入眠仪式，仅供参考。时间不用记录得太

精确，有一些误差也没关系。我们的目的是找到自己的睡眠倾向，如果严格要求自己记下精确的数字，反而会给自己造成压力，影响睡眠。

25 重点击退"睡魔"的5阶段 ——"睡意评量表"

将"睡魔"来临时的"时机"具体呈现出来

正如我在前文中介绍的那样，白天的困意通常集中在下午 2～4 点。不过，每个人的状况有所不同，有人白天从不犯困，也有人每隔几小时就要和"睡魔"斗争，甚至"睡魔"的威力也是时强时弱。

既然如此，那就把白天袭来的"睡魔频率"具体整理一下吧。方法很简单：将白天醒着的时间按每 2 小时一个阶段，总共分成 5 个阶段，再分别对每个阶段进行评价（越清醒分数越高）。困到睁不开眼睛的状态记为 1 分；精神百倍的状态记为 5 分；介于两者之间的状态记为 3 分。

早上刚起床时，由于获得了充足的睡眠，身体不断分泌肾上腺素，这时可以记为 5 分；吃过午饭后的下午 2:30 左右"睡魔"来袭，记为 2 分；加班到晚上 10 点时，身体已经相当乏累，记为 3 分；回到家喊着"啊，好累啊"，爬到床上动弹不得时记为 1 分。

像这样打出大概的分数即可。可以用玩游戏的心情给自己的清醒程度打分。这样一来，就能从中看出一天之中最强的"睡魔"有多厉害，又会在何时来袭。而且，还能根据这个数据决定自己几点摄取咖啡因最合适、几点跑业务正好能赶跑睡意、几点睡午觉等，提前确定应对"睡魔"的方法。

先下手为强，对付困意才能事半功倍

图 5-2 表示我某天清醒程度的 5 个阶段。早上的状态不错，中午过后清醒程度瞬间下降，到了傍晚变得稍微清醒一些，然后直到睡前都是一路下降。

白天我想控制睡意，因此，一旦发现清醒度下降，我便会采取具有刺激性的行动。

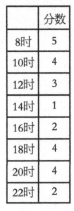 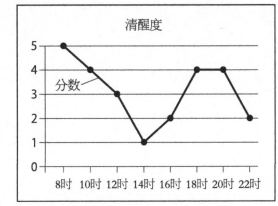

	分数
8时	5
10时	4
12时	3
14时	1
16时	2
18时	4
20时	4
22时	2

图 5-2 笔者在不同时间段的清醒度

有人早上的清醒度较低，有人晚上的清醒度较低。清醒度是一个很主观的感觉，每个人都有微妙的差别。对付困意首先请从确认自己的清醒度开始吧。

如果自己每次都在相同的时间段产生困意的话，与其先思考对抗困意的方法，不如先推测困意产生的时间，然后根据时间来确定具体的应对方法。这其实是一个职场上的风险管理方法，不过套用在睡眠上也一样好用。

困意这种东西，很难完全掌控，但是自己的行动却是可以百分之百靠自己控制的。把精力花在肯定能掌控的事情上是职场人士的基本原则。

26　医生也在实践的提升睡眠品质的
　　　　"9个步骤"

减少不必要的睡眠时间，提高睡眠品质

　　在第五章的最后，我想为真正苦于失眠、真心想改善睡眠习惯的人士介绍一种方法，那就是"通过刻意减少睡眠时间来提高睡眠品质"。

　　或许有人会问：明明已经睡不饱觉了，为什么还要刻意减少睡眠时间？这到底是怎么回事？但是，这种做法其实正是失眠疗法中的一环，一般称之为"睡眠步骤安排法"。

　　回想一下，我们在工作的时候，比起花很长时间拖拖拉拉地做事，不如集中精力一气呵成地做完，这样能提高工作

质量。睡眠也是同样的道理，如果睡了很长时间却睡得不好，那还不如削减这部分睡眠时间，从而提高睡眠质量。

具体来说，目的有两点：一是确保充分的睡眠时间，二是减少躺在被窝里却睡不着的时间。重要的是要有一种"既然睡不着，躺在床上不过是浪费时间"的意识。

想搞清楚自己浪费掉了哪些时间，就要从好好整理具体发生了哪些事情开始。

睡眠质量下降的话，肯定想早点爬上床，希望能用更多的睡眠时间抵消睡眠质量的下降。但是在睡眠质量已经下降的情况下，这样做反而会拉长睡不着的时间，或者导致早上醒得太早。

减少睡眠也许很麻烦，但还是请大家按照图 5-3 所示的9 个步骤坚持两个星期试试看。

步骤 1：制作睡眠记录
步骤 2：决定起床时间
步骤 3：用起床时间减去目标睡眠时间，计算出入睡时间
步骤 4：只在犯困和设定的入睡时间到了时才进被窝
步骤 5：钻进被窝过了 15 分钟后仍睡不着的话，起床离开卧室
步骤 6：等困意再度来袭时再爬进被窝
步骤 7：起床时间一到，一定要起身离开被窝
步骤 8：将步骤 1 ~ 7 持续一个星期
步骤 9：只要睡眠效率得到提升，就一点一点拉长目标睡眠时间

图 5-3　提高睡眠品质的 9 个步骤

通过 9 大步骤来获取"一流的睡眠"

步骤 1：制作睡眠记录

首先，花两星期时间制作前文提到的睡眠记录，并且计算出平均睡眠时间。得出结果后，再以此为目标睡眠时间。这一步的重点是收集每天的实际睡眠时间（每天实际入睡时间）。

步骤 2：决定起床时间

粗略来说，每天晚上几点能入睡由早上起床的时间来决定。因为起床 15~16 个小时以后，睡眠激素"褪黑激素"会再次开始分泌，之后再过 1~2 个小时就会犯困。比如，早上 6 点起床的话，那晚上 9~10 点就会开始犯困。因此，只要确定好起床时间，睡眠时间的大致范围也就能确定了。

步骤 3：用起床时间减去目标睡眠时间，计算出入睡时间

入睡时间＝起床时间－目标睡眠时间。比如，起床时间
是上午 7 点，目标睡眠时间是 6 小时 30 分钟，那入睡时间
就是凌晨 12 点半。

刚开始时可以设置一些缓冲时间，把"平均实际睡眠时
间＋30 分钟"作为目标睡眠时间也没关系。

步骤 4：只在犯困和设定的入睡时间到了时才进被窝

犯困的时候是最容易睡着的时候。即使还没到原本设定
的入睡时间也没关系，只要晚上犯困了，就可以尽情去睡。

步骤 5：钻进被窝过了 15 分钟后仍睡不着的话，起床离开卧室

入睡时间前一小时，做一些自己喜欢和能放松身心的事
情。如果实在睡不着，可以去其他房间听听歌、看看书。

步骤 6：等困意再度来袭时再爬进被窝

即使一整晚都在步骤 5 与步骤 6 之间来回反复也没关系。

请坚守这个原则。

步骤 7：起床时间一到，一定要起身离开被窝

不能睡回笼觉。只有严格执行在起床时间离开被窝，才能保证晚上的睡眠品质。早上醒来后可以沐浴一下阳光，以帮助身体调节生物钟。

步骤 8：将步骤 1 ~ 7 持续一个星期

步骤 9：只要睡眠效率得到提升，就一点一点拉长目标睡眠时间

正如我在第 11 页介绍的计算方式一样，用实际上睡着的时间，除以躺在床上的时间，得出的数字就是睡眠效率。请根据睡眠记录计算出一周的睡眠效率。睡眠效率超过 85% 才算合格。在生活中，每天都会发生一些事情，由此导致的睡眠效率也各有不同，因此建议以一星期为单位，计算出正确的数据。

根据自己的睡眠效率，按照以下步骤调整入睡时间。

（1）睡眠效率达到 85% 以上→入睡时间提早 15 分钟。

（2）睡眠效率在 80%～84%→入睡时间维持在当前的设定。

（3）睡眠效率不到 80%→入睡时间往后顺延 15 分钟。

再提醒一次，实践这 9 个步骤的目的是减少躺在床上却睡不着的时间。不断重复这些步骤，就一定能找到最适合自己的睡眠时间。

不过，在执行这 9 个步骤时，应注意以下几点：

首先，即使出现困意，也不要在白天或傍晚睡觉。请将精力投入在工作、兴趣和日常必做的事务上，继续往常的生活以积累疲劳。

前文虽然说过短时间的午睡有很多好处，但在实践这 9 个步骤时，白天尽可能地保持清醒，这样到了晚上才会更想睡觉，才能睡得更加香甜。

另外，开始实践这 9 个步骤后，同时也要继续实践步骤 1 的睡眠记录。在实践中遇到困难时，可以从睡眠记录中找到相应的原因和对策。

这种"睡眠时间限制法"和"睡眠行程安排法"是很多医生和睡眠专家已经切身实践过的方法。不容易入睡或夜间容易醒来的人在执行这些方法后，都能有效缩短不必要的睡眠时间，进而改善睡眠品质。当然，如果已经深受失眠症的困扰，建议立刻寻求专业医生的帮助。

第六章

进一步提高睡眠品质的
最新知识

27 不受工作日坏习惯影响的 "周末睡眠法"

工作日越是拼尽全力处理工作事务的职场人士，到了周末，越是有"周末想睡多久就睡多久，这样才能为下一周储蓄活力"的想法。

NHK（日本放送协会）在 2010 年的调查显示，日本人在假期的睡眠时间多于平均睡眠时间。如表 6-1 所示，职场人士的睡眠时间在工作日是 6 小时 55 分，周六是 7 小时 24 分，周日是 7 小时 51 分，可见越到周末睡眠时间越长。

我非常理解周末想睡个饱觉的心情。然而，一旦周末睡太多，反而会对工作日的睡眠造成不良影响。一般来说，我们很容易把周末当成一星期的结束，但换个角度看，我们完全可以把周末当成一星期的开始。如果从一星期的开始，睡眠节奏就被打乱的话，那么工作日的睡眠节奏就更容易混乱了。

表6-1　日本人在工作日和周末的睡眠时间比较表

	工作日	星期六	星期日
全体	7 小时 14 分	7 小时 37 分	7 小时 59 分
职场人士	6 小时 55 分	7 小时 24 分	7 小时 51 分
主妇	7 小时 8 分	7 小时 15 分	7 小时 35 分
无业人士	8 小时 6 分	8 小时 2 分	8 小时 13 分
学生	7 小时 40 分	8 小时 30 分	8 小时 48 分

星期五晚上睡太晚会导致星期一早上睡醒后精神不振

周末睡太多的人，大多在星期五晚上熬夜，然后睡到星期六的中午才起床，有人甚至能睡到星期六的傍晚。

受褪黑激素的影响，人体会在起床 15 小时后出现困意。如果星期六上午起床太晚，那晚上的入睡时间自然会往后推迟，从而影响到星期日的睡眠，导致星期日也晚睡晚起。

即使星期日晚上在内心暗自决定"明天必须早起"，并选择早点上床准备睡觉，但是由于星期日早上起床太晚、身体又不疲累、生物钟已经紊乱，反而导致难以入睡。就算睡着了，睡眠品质也很糟糕。

如果星期一早上睡醒时精神萎靡，很容易导致星期一一整天的工作状态不好，需要等到星期二以后才能调整好生活节奏。这样很容易陷入"延迟起步"的困境，在职场上非常被动。

与工作日的误差最好控制在两小时内

在第一章，我曾经告诉大家"睡眠无法提前储蓄，但可以事后偿还"。为了弥补工作日里的睡眠不足，周末多睡一些也无可厚非。但是，周末的睡眠时间请不要超过工作日的睡眠时间两个小时以上。

就算再困，也要在工作日的起床时间坚持起床。为了在15小时后出现困意，需要沐浴一下清晨的阳光，调节体内的生物钟。在此基础上，下午2点再睡一个短暂的午觉。

在金融领域，有个词叫作"波动性"（波动幅度）。波动性指的是与平均值间的波动幅度，换句话说就是标准差。无论假日还是休息日，将睡眠时间的波动性调整得越小，就越能保证较好的工作表现。意识到这一点，是迈向一流职场人士的第一步。

28 "姑且先吃个安眠药"的风险与对策

安眠药是用尽所有方法后的最终手段

　　每天晚上钻进被窝却怎么都睡不着，只能不停地翻身；好不容易睡着了，又立马醒过来……如果不断重复这一过程，那直到早晨都无法熟睡。没有过这种经历的人应该无法理解这种痛苦。

　　一项以日本人为对象的研究显示，每周睡前，为了帮助入睡而喝酒的男性占 48.3％，女性占 18.3％。此外，每周至少服用一次安眠药的男性占 4.3%，女性占 5.9%。从这些数据可知，已经有很多人深受失眠问题之苦，甚至求助于安眠药。

但是，"睡不着的话就先吃片安眠药试试看"的想法非常危险。服用安眠药原本是治疗失眠症的一个步骤，原则上来说，失眠程度尚未到需要接受治疗程度的人不允许服用安眠药。

"睡不着的人"和"睡觉浅的人"吃的安眠药不一样

失眠症治疗分为药物疗法和非药物疗法，医生会根据症状和状况的不同来选择合适的治疗方法。药物疗法的代表药物就是安眠药，虽然现在在药店等地方就能买到，但是安眠药原本应该是经过医生开过处方以后才能服用的药物。

安眠药可以分为两种，这一点会在第159页进行说明。

为了让已经在吃安眠药的人和今后打算服用安眠药的人能更了解安眠药，我将安眠药的注意事项和副作用整理如下：

首先，如果吃了一颗安眠药后还是睡不着，也绝对不能再吃第二颗，更不能在吃药的同时喝酒。安眠药的效力因人而异，有时不是让人慢慢感到困意，而是过了30分钟之后突然会变得很困。由于药物开始生效以后记忆会变得模糊，所以建议吃过安眠药以后立刻躺在床上准备睡觉。

另外，长期服用安眠药的人请不要自己擅自决定停药时间，一定要避免突然中止服药，因为这样做可能会造成失眠的症状恶化，或是出现焦虑症状。请遵循医生的指示服药，停药时也要循序渐进，逐步减少药量。

严禁在服用安眠药的同时吃"其他东西"

目前市面上出售的安眠药比之前的副作用减轻了很多，安全性也更高。不过，任何药物都可能会出现副作用，请一定要在正确了解药品知识的前提下服用。

有些人会把感冒药和安眠药混在一起吃，这样做其实非常危险。感冒药本身含有引发困意的成分，再加上安眠药后，睡意会加倍增强，很容易对白天的工作或开车造成影响。因此，千万不要把感冒药和安眠药混在一起吃。

虽然笔者已经提醒过很多次了，但还是要再强调一遍：认为自己有失眠问题的人，请先按照本书介绍的方法，重新检视并调整自己的生活习惯。如果这样做仍然无法解决失眠问题时才需要接受医学治疗，并且要在医生的指导下服用安眠药。图 6-1 所示为安眠药的两种类型。

超短时间型·短时间型

【应对症状】
难以入睡；
睡不着。

这种安眠药的适应类型：尚未演变成慢性失眠，只是暂时有失眠困扰的人。特征：刚躺下时效果最佳，而且效果可以维持3~4 小时，之后效果慢慢下降。醒来后会感觉神清气爽。

中间型·长时间型

【应对症状】
睡到一半醒来；
醒来一次后就再也睡不着；
早上很早醒来；
睡不安稳，感觉睡跟不睡一个样。

这种类型的安眠药效果持久。原本服用短时间型安眠药而导致早上过早醒来的人，有时也会改吃这种安眠药。不过，也有人在服用这种长时间型安眠药后，出现以下症状：当天的睡眠时间变短、起不来床、起床后一直发呆。

图 6-1　安眠药的两种类型

[29] 做法不同，口香糖和睡前酒的效果也不同

嚼薄荷味的口香糖超过 10 分钟后，工作效率会加倍

由于吃口香糖比喝咖啡方便，赶跑睡意的速度又比咖啡快，所以有很多人会选择嚼口香糖。实际上，口香糖除了可以消除困意外，还有缓解压力的作用。

咀嚼口香糖具有提高学习能力的效果，曾有研究探讨咀嚼口香糖和大脑前额叶皮质区内大脑血流的相关性。人类的前额叶皮质区约占大脑的 30%，是掌管人类记忆和学习的部位，同时也会在思考和判断时发挥作用。

曾经有一个关于口香糖的实验，分别在咀嚼口香糖时和

不咀嚼口香糖时进行记忆测验，结果发现咀嚼口香糖时，大脑前额叶皮质区中有些部位的血流量有所增加。

针对口香糖口味所做的研究也很有意思。在一边咀嚼薄荷味口香糖一边做算术题的情况下测量唾液分泌量、唾液淀粉酶活性、自律神经活动、工作效率、主观压力程度，可以发现，相较于无味口香糖，咀嚼薄荷味口香糖时分泌物的唾液淀粉酶活性较低，而唾液淀粉酶活性在压力越大时活性越强。除此之外，咀嚼薄荷味口香糖时的工作效率更高，主观压力程度也更低。

那么，口香糖该咀嚼多久才算好呢？在一个有关唾液压力检测与咀嚼时间的研究中发现，持续 10 分钟以上的咀嚼可以有效减轻压力。如果咀嚼不到 10 分钟就扔掉的话，确实有些可惜。总而言之，如果想嚼口香糖的话，最好选择薄荷口味，并且要连续咀嚼 10 分钟以上。

睡前酒可以帮助入睡，但会妨碍熟睡

接下来说一说"睡前酒"。在睡觉之前喝杯小酒助眠的人应该不少吧？喝上少量能让自己尽快入睡的睡前酒，或许是人生中的一大乐趣。

然而，每天晚上睡前喝酒的话，身体对酒精的耐受度就会越来越高。为了让自己更容易入睡，就需要喝越来越多的睡前酒。这样一来，就算真的能加速入睡，夜间睡眠后半段的深度睡眠（非快速眼动期的第三、第四阶段）也会减少。而且，当血液中的酒精浓度降低时，也会很容易醒来。

除此之外，由于酒精有利尿作用，所以晚上很容易频繁起夜去上厕所，自然也就影响了睡眠品质。总而言之，睡前酒也许真的能帮助入睡，但是会影响熟睡。综合考虑其优缺点，睡前酒终究会破坏睡眠的"质"与"量"。

30 戒不掉香烟和提神饮料的人该怎么办

一定要戒掉"睡前抽烟"的习惯

白天大量吸烟驱赶困意，晚上加班时喝提神饮料让自己再拼一把，离开公司时已经是晚上 11 点，在饥肠辘辘的状态下大吃一顿，回家后没时间做别的了，快速冲个澡后就上床睡觉……

有没有人是一直处于以上这种状态之中呢？一星期有一半以上的时间都在过这种生活的人，很可能已经饱受失眠的困扰。正如很多人所感受到的那样，这种生活方式已经严重阻碍了睡眠。

香烟内含有尼古丁，它具有强烈的提神作用，因此有很多人通过吸烟来帮助自己保持清醒。不过，抽烟这种行为表面上看起来有短暂的提神效果，但根据几项专项研究的结果来看，吸烟量越大的人，遭受失眠困扰的比例就越高。

此外，有研究指出，吸烟不仅仅会影响睡眠，还会恶化睡眠品质。一项以6442人为研究对象，调查夜间睡眠时脑波状态的研究指出，和非吸烟者相比，吸烟者睡觉时的浅眠状态更多，深度睡眠的状态更少。

白天抽烟提神，虽然能暂时消除前一天睡眠不足带来的困意，但同时也会造成长期失眠。对于有慢性睡眠不足困扰的职场人士来说，还是少抽烟为好。

该不会上瘾了？提神饮料的"戒断症状"

喝提神饮料是职场人士消除困意的第二选择（第一选择是喝咖啡），近年来提神饮料越来越普及，在此我想提醒大家一些在喝提神饮料时的注意事项。

几乎所有的提神饮料都含有咖啡因，在成分表示上是"无水咖啡因"。无水咖啡因有止痛作用，适量摄取的话能暂时消除困意和疲惫感，而且还可以抑制疼痛。然而，咖啡因中含有神经毒素，摄取过多的话可能会导致咖啡因中毒，甚至有致死的可能性。一般来说，摄取 5~10 克咖啡因就会致死。

当然，只喝一瓶提神饮料不会有什么问题。不过，如果同时喝好几瓶的话就会有一定危险性了。正常情况下，摄取超过 250 毫克（换算成咖啡就是 3~4 杯）时，就会出现图 6-2 所示的症状。如果是提神饮料的重度饮用者，同时又出现图 6-2 所示的症状的话，就会影响工作，所以千万要小心。

---

1. 静不下心
2. 神经过敏
3. 情绪激动
4. 失眠
5. 脸色泛红
6. 尿频
7. 肠胃功能失调
8. 肌肉抽搐
9. 难以思考，话不成句
10. 心悸，脉搏紊乱
11. 不易感到疲劳
12. 精神状态不稳定

图 6-2　过量摄取咖啡因时的症状一览表

此外，有些提神饮料还含有少量的酒精成分，当想要暂时振奋精神时，酒精确实可以发挥效果，但是，由于酒精是一种类似兴奋剂的物质，当其作用消失后，疲劳便会一下子席卷而来。

另外，咖啡因和酒精成分都有成瘾性，而且为了刺激大脑活动，提神饮料中还会加入较多的糖分。如果每天都饮用，会有患上糖尿病的风险。此外，无论是酒精成分还是咖啡因，如果经常和药物混在一起服用，甚至有可能造成对身体的伤害。

比如，如果在摄取咖啡的同时吃感冒药或支气管扩张药剂的话，由于咖啡因和药物之间有相互作用的关系，可能会引发头痛等症状。

我并不是否认提神饮料的功效，不过，把喝提神饮料当作日常生活一部分的人，最好提醒自己适可而止。

31 "磨牙"和"忧郁"
与失眠的密切联系

磨牙是失眠和睡眠状况失调的征兆

我曾经严重磨牙，甚至到了令家人担心的地步。那时候，我每天早上起床后都会感觉到强烈的下巴疼痛和肩膀僵硬。我本来以为磨牙是一种无法改变的习惯，但咨询过牙医之后，我被告知"最好使用牙托，因为磨牙可能会导致下巴疼痛的情况更加恶劣"。从此以后，我睡觉时都会戴着牙托。

刚开始时自然会觉得不适应，但现在的我不戴牙托的话根本就睡不着觉。使用牙托以后，我不再磨牙，睡醒后也不会觉得肩膀僵硬或下巴疼痛。

磨牙的原因暂时无法确定，我只知道当我浅眠时更容易磨牙。另外，压力增大时或喝酒之后我很难入睡，这时也很容易出现磨牙的情况。家人曾经告诉我，我在喝完酒睡觉时经常磨牙。如果放任不管磨牙的问题，长久下来就不仅仅是口腔问题了，还会造成颞关节炎症、肩膀僵硬、头痛等各种症状。

　　患有呼吸暂停综合征的人由于浅眠，更容易有磨牙的倾向。更有报告指出，胃酸逆流造成的逆流性食道炎也会导致浅眠，进而也有可能造成磨牙的情况出现。通过磨牙就可以推断出以上症状。

　　如果磨牙的症状一直持续下去的话，牙齿就会逐渐磨损，甚至会恶化成牙齿缺角或从根部断裂的情况。如果已经拔了几颗牙齿，那咀嚼的力道就会作用在剩下的牙齿上，可能会进一步缩短这些正常牙齿的寿命。放任磨牙问题会导致牙齿磨损、折断，而这些都是造成牙周病恶化的原因。另外，即使治疗后装上假牙，假牙仍可能会破损，填充物也有可能会脱落。

　　早上起床时感到下巴好累、下巴关节打开得不顺利、牙齿磨损、肩膀疼痛难忍、头痛的人，请先检查一下自己是否有磨牙的症状。

通过失眠症可以发现抑郁症的征兆

抑郁症和失眠有着不可分割的密切联系。作为抑郁症的初期症状，失眠是一个重要的信号。"睡眠时间短、浅眠、容易醒来"这些情况都是典型的因抑郁症而导致的。

此外，据说患有失眠症的人患抑郁症的概率比没有失眠的人高出 2 ~ 3 倍。持续的失眠还会造成抑郁症的恶化。

由抑郁症导致的睡眠障碍问题主要有以下两种模式：晚上睡不好、早上醒来时精神萎靡的"熟睡障碍"；明明想多睡一会儿却总是在凌晨三四点醒来、之后怎么都睡不着的"过早清醒"。

患上抑郁症的人，几乎有九成的比例会出现失眠症状。其中最典型的一种症状是，即使睡了也感觉身体没有得到休息。

不仅仅是抑郁症，睡眠不足、辗转反侧睡不着觉等睡眠问题都会导致出现"感觉身体没有得到休息"的情况。由此还会造成白天注意力不集中、精神涣散、头痛等其他身体上的病痛，也有可能会导致消化系统的失调，最终导致白天没有精神、不爱活动。

这时，虽然安眠药有一定的效果，但由于是抑郁症导致的睡眠问题，因此只靠安眠药无法完全解决问题，必须接受专业医生的治疗。

也许有人会觉得"只不过是睡不着这点小事，没必要专门跑到医院去吧……"，殊不知，睡眠问题绝对不是小事。只要持续被睡不着、浅眠、清晨过早醒来等问题所困扰，就还是尽早前往医疗机构接受治疗比较好。

32 年轻人也能像公司高层
一样早起的方法

睡眠时间每 20 年减少 30 分钟

我认识的董事长和公司高层，早上起得都比较早。不管晚上工作到多晚，早上都能照常早起工作。我经常对此表示惊讶。而且，从许多著名管理者的书籍和访谈中也可以发现，很多大人物都有早起的习惯。

但是，仔细想想，那些身负重任的高层管理者大多年事已高。实际上，从生物学角度来看，早起和年龄也有很大的关系。

通过分析日本成年人的睡眠时间可知，睡觉时间超过 6

小时、不到 8 小时的人占到全体人数的 60%，可以把这个视为日本成年人的标准睡眠时间。睡眠时间会随着季节发生改变，在白天长的季节较短，到了白天较短的季节则会拉长。除此之外，成人之后，随着年龄的增长，一个晚上所需要的睡眠时间也会慢慢减少。

一个人十几岁的时候晚上的睡眠时间往往超过 8 小时，到了 25 岁则是 7 小时左右，再过 20 年到 45 岁时，晚上的睡眠时间大约是 6 个半小时，再过 20 年到 65 岁的时候，晚上的睡眠时间大约是 6 小时。身体健康的人的睡眠时间，就像这样，以每 20 年减半个小时的速度递减。

我们都知道，人的年龄越大，早起早睡的倾向就越明显，生活方式也会渐渐让人转变成"晨型人"，而且这种倾向在男性身上更为明显。

当然，也有人纯粹是出于对工作的强烈责任感，从而自发地从一大早就开始工作。不过，从生物学的角度来看，年轻人确实比年长者需要更多的睡眠时间。因此，就算看到公司高层早起工作，年轻人也不用太沮丧，弄清楚年龄的影响之后轻松接受即可。话虽如此，但也不能给自己找借口去睡回笼觉。

晨间活动只要持续 7 天就能成为习惯

相信很多年轻人都想养成早起的习惯。

如果是这样，就像我在第 55 页介绍的那样，需要在前一天晚上为自己准备"必须早起做的事"。只要存在必须一大早起床才能处理的事情，你就会惊讶地发现，醒来后会立刻处于清醒的状态，能够以这种状态展开新的一天。

这种安排在早晨的活动，可以说是保证早起的有效方法之一。而且，与其独自进行，不如邀请朋友一起做。比如，可以举办集体晨读会，或是号召一群朋友早起慢跑。因为是和一群伙伴一起早起活动，所以迟到或缺席都会给别人添麻烦，因此为了不给别人造成困扰，自然就会早起去参加活动。早晨安排绝对不能迟到的活动，可以帮助我们在良好的压力环境下醒来，睡醒后的精神也会特别好。

这里的重点是"不要给自己太大压力"。比如，要求自己在当天早上完成某项工作所需的全部资料，这样会造成前一天晚上压力过大，从而难以入睡。这样则纯粹就是本末倒置了，因此需要尽可能地避免。另外，晨间活动最好选择与自己的兴趣爱好有关的事，如果必须要选择与工作相关的事情，那么非紧急事项的会议应该就是最佳选择了。

"虽然尝试过早起，但总是坚持不下来。"——如果是这样的话，建议可以尝试"奖励每一次早起""拉别人一起早起""最少坚持7次以上"等方法。

拿奖励自己来说。比如早起工作时奖励自己吃美味的蛋糕，或者从一起参加活动的成员中找到喜欢的人，为了和对方见面而努力等，虽然看起来动机不纯，却能成为持之以恒的动力。

又如拉别人一起早起。如果自己一个人难以克服困意，那么可以邀请朋友一起参加，这样自己就会不好意思退出。这种方法不仅适用于早起活动，和工作团队成员早起开会时也很有用。

再如最少坚持7次以上。俗话说"三天打鱼两天晒网"，一件事只坚持3天左右的话，很容易放弃，因为内心觉得反正投入的成本不高，放弃了也不可惜。然而，一旦坚持了一个星期，想放弃时就会觉得有些不甘心了。另外，不管做什么事情，只要坚持7天就能养成习惯。7天之后，就能充分感受到早起时的神清气爽所带来的好处了。

参考文献

· Hayashi,M.,Abe,A.:Short daytime naps in a car seat to counteract daytime sleepiness:the effect of backrest angle,Sleep and Biological Rhythms,6,pp.34-41,2008

· Stahl,M.L.,Orr,W.C.,Bollinger,C.:Postprandial sleepiness:objective documentation via polysomnography,Sleep,6,pp.29-35,1983 · Kaneita Y,Uchiyama M,Takemura S,Yokoyama E,Miyake T,Harano S,Asai T,Tsutsui T,Kaneko A,Nakamura H,Ohida T.Use of alcohol and hypnotic medication as aids to sleep among the Japanese general population.Sleep Med 2007;8:723-723

· Soldatos CR,Allaert FA,Ohta T,Dikeos DG.How to individuals sleep around the world?Results from a single-day survey in ten countries.Sleep Med 2005;6:5-13

· U.S.Department of Health and Human Services.The Health Consequences of Smoking:Nicotine Addiction:A Report of the Surgeon General.Washington D.C.:U.S. Government Printing Office,1988

· Brook DW,Rubenstone E,Zhang C,Brook JS.Trajectories of cigarette smoking in adulthood predict insomnia among women in late mid-life.Sleep Med 2012;13:1130-1137

· Fernandez-Mendoza J,Vgontzas AN,Bixler EO,Singareddy R,Shaffer ML,Calhoun SL,Karataraki M,Vela-Bueno A,Liao Clinical and polysomnographic predictors of the natural history of poor sleep in the general population.Sleep 2012;35:689-697

· Zhang L,Samet J,Caffo B,Punjabi NM.Cigarette smoking and nocturnal sleep architecture.Am J Epidemiol 2006;164:529-537

· Borbély,A.A.: Das Geheimnis des Schlafs:Neue Wege unt Erkenntnisse der Forschung,Deutsche Verlags-Anstalt GmbH,1984

· Webb,W.B.: The natural onset of sleep,In:L.Popoviciu,B. Açgian,G.Badiu,Eds.,Sleep,1978,Fourth European Congress on Sleep Research,Tîrgu Mureç,Basel:S.Karger,pp.19-23,1980

· Leger,D.: The cost of sleep-related accidents:a report for the National Commission on Sleep Disorders Research,Sleep,17,pp.84-93,1994

· Moore-Ede,M.: The Twenty-Four-hour society,Assison-Wesley Publishing,1993